DES

INFLEXIONS DE L'UTÉRUS

A L'ÉTAT DE VACUITÉ

PAR

Le docteur PICARD (Jean-Paul)

Ancien interne en médecine et en chirurgie des hôpitaux de Paris

PARIS

ADRIEN DELAHAYE, LIBRAIRE-ÉDITEUR

PLACE DE L'ÉCOLE-DE-MÉDECINE

1862

DES

INFLEXIONS DE L'UTÉRUS

A L'ÉTAT DE VACUITÉ

PAR

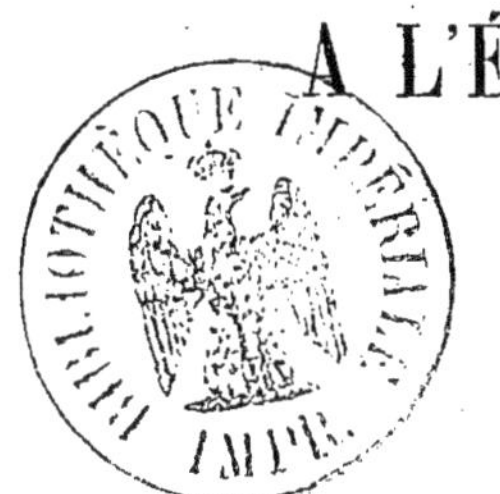

PICARD (Jean-Paul)

NÉ A AVIGNON (VAUCLUSE)

Docteur en médecine de la Faculté de Paris,
Interne en médecine et en chirurgie des hôpitaux de Paris,
Membre titulaire de la Société médicale d'observation
et de la Société médicale allemande de Paris,
Docteur en médecine de la Faculté de Würzbourg (1855),
Membre correspondant de la Société médicale d'émulation de Montpellier,
Lauréat (1ʳᵉ mention),
et Membre correspondant de la Société impériale de médecine de Marseille.

> Le début des flexions utérines échappe souvent
> à l'attention des médecins, et le plus ordinai-
> rement on ne constate cette affection qu'à une
> époque où elle est incurable.

PARIS

ADRIEN DELAHAYE, LIBRAIRE-ÉDITEUR

PLACE DE L'ÉCOLE-DE-MÉDECINE

1862

Paris. — Imprimerie de L. MARTINET, rue Mignon, 2.

A MA MÈRE ET A MON PÈRE

A MA GRAND'MÈRE, MME BLANC

Amour et reconnaissance.

Aux excellents amis et bienveillants protecteurs de mon enfance et de ma jeunesse :

M. Gabriel LAMÉ, membre de l'Institut.

M. le professeur Ch. MARTINS (à Montpellier).

M. le docteur SERRE (d'Alais).

Affection et dévouement.

Aux maîtres vénérés à qui j'ai dû ma première instruction :

A la mémoire de Prosper GOUBAUX, fondateur de l'école François Ier (collége Chaptal).

A M. MONJEAN, directeur actuel, et aux autres professeurs de cette institution.

A M. le pasteur Athanase COQUEREL.

Tendre et respectueux souvenir.

A M. Natalis GUILLOT, officier de la Légion d'honneur, professeur à la Faculté de médecine de Paris, etc.

Qu'il me soit permis de remercier ici celui qui a daigné présider ma dissertation inaugurale, et qui a bien voulu enrichir mon travail de ses précieuses observations et de ses remarquables dessins.

Aux savants et honorables professeurs sous lesquels j'ai étudié dans diverses facultés en France et à l'étranger, dont le haut enseignement m'a été et me sera toujours profitable, et dont la bienveillance me fit chérir la science et me rendit les heures d'étude faciles et agréables, je suis heureux de pouvoir offrir ici l'expression de ma profonde gratitude et de mes sentiments les plus dévoués ; et d'abord à ceux qui me permettent aujourd'hui de les appeler mes amis,

Magistris amicisque :

B. LANGENBECK, R. VIRCHOW (à Berlin).

F. W. DE SCANZONI (à Würzburg).

ÉMILE CHAUFFARD, ALPH. GUÉRIN, CH. PAJOT (à Paris).

A la mémoire de

MORAWECK, C. DE TEXTOR, JOH. MULLER, LEGROUX.

A MM. BOUISSON, COURTY, ROUGET, à Montpellier.

VELPEAU, GAVARRET, GOSSELIN, BARTH, Claude BERNARD, RAYER, DESMARRES, MARTIN-MAGRON, à Paris.

SÉDILLOT, STOLZ, à Strasbourg.

KOELLIKER, SCHERER, BAMBERGER, RINECKER, H. MULLER, à Würzburg.

J. de LIEBIG, BISCHOFF, à Munich.

De GRAEFE, DUBOIS-RAYMOND, TRAUBE, ROMBERG, à Berlin.

Ainsi qu'à mes chefs de service dans les hôpitaux de Paris:

MM. CHASSAIGNAC, à Lariboisière (1857).

BAILLARGER, à la Salpêtrière (1858).

LEGROUX, LAUGIER, FOUCHER, à l'Hôtel-Dieu (1858, 1859).

Alph. GUÉRIN et JAMAIN, à Lourcine (1860, 1861).

Témoignage public de ma reconnaissance pour les savantes leçons et le bienveillant intérêt qui m'a été témoigné pendant le cours de mes études médicales.

De l'influence du climat de la Provence sur la guérison des plaies, mémoire lu à la Société médicale d'émulation de Montpellier, 1852.

De l'accouchement prématuré artificiel, mémoire présenté à la Société impériale de médecine de Marseille, et ayant obtenu la première mention, 1854.

De l'étiologie du choléra (*Gazette hebdom.*, 1855).

Des inflexions de l'utérus, compte rendu des travaux et de la clinique du professeur F. W. de Scanzoni (*Gazette hebdom.*, 1855).

De l'émigration ; de l'influence du croisement des races sur la santé humaine. Discours prononcé devant la Faculté de Würzburg, le 3 mars 1855.

De tuberculorum in membranis mucosis evolutione. Dissertation inaugurale présentée à la Faculté de Würzburg, 1855.

Du bain chaud local et permanent ; nouveau mode de pansement des plaies consécutives aux grandes opérations (1856, *Gazette hebdom.*), et compte rendu de la clinique du professeur B. Langenbeck (de Berlin).

De l'herpès circiné, compte rendu de la clinique et des travaux de M. de Bärensprung (de Berlin) (1856, *Gazette hebdom.*).

De l'accident primitif produit sur l'individu vierge de syphilis par la contagion des symptômes syphilitiques dits secondaires, travail basé sur trois observations (M. le docteur Gérin-Rose, rapporteur), pour obtenir le titre de membre titulaire de la Société médicale d'observation de Paris, juin 1861.

Observation de chancre mixte créé expérimentalement, lue à la même Société en juillet 1861.

Observation de tubercules des ovaires, lue à la même Société en décembre 1861.

TRADUCTIONS.

Principes de chimie agricole, par le baron J. de Liebig, traduit de l'allemand par le docteur Paul Picard. Paris, 1856, chez Firmin Didot.

Précis de l'art des accouchements, par F. W. de Scanzoni, traduit de l'allemand par le docteur Paul Picard. Paris, 1859, chez Victor Masson.

La syphilis constitutionnelle, par R. Virchow, traduit de l'allemand par le docteur Paul Picard. Paris, 1860, chez Adrien Delahaye.

La pathologie cellulaire, par R. Virchow, ouvrage traduit de l'allemand et précédé d'une introduction à la théorie cellulaire, par le docteur Paul Picard. Paris, 1861, chez J.-B. Baillière et fils.

Pour paraître prochainement :

Leçons sur les affections des organes génitaux de la femme, professées à l'hôpital de Lourcine par M. Alph. Guérin, et recueillies par le docteur Paul Picard, interne du service Paris, chez Ad. Delahaye.

AVANT-PROPOS.

Quelle que soit la spécialité médicale que l'on choisisse, il est toujours un sujet auquel on s'attache plus particulièrement. J'avais, à Würzburg, suivi l'enseignement brillant de Scanzoni : guidé par ce savant maître, j'avais pu constater par moi-même les faits cliniques dont il parla plus tard dans son important travail sur les flexions utérines. Grâce à l'obligeance de mon éminent maître et ami M. Virchow, aussi célèbre en France et en Angleterre qu'admiré et estimé en Allemagne, je pus étudier sur le cadavre les déformations utérines. modifications qu'il devait plus tard si bien décrire ; c'est aussi grâce à son obligeance que j'ai pu examiner les nombreuses préparations d'utérus infléchis que renferme le musée anatomique de Würzburg.

Enfin, les entretiens savants de M. Carl Mayer (de Berlin) me permirent de connaître l'opinion de ce gynécologiste si distingué et de ce praticien si expérimenté. C'est alors, en 1855, que j'exposai dans la *Gazette hebdomadaire* la manière de voir de mes aimés maîtres d'Allemagne, joignant timidement quelques opinions qui m'étaient personnelles aux vues élevées des professeurs de Würzburg et de Berlin.

Dans les hôpitaux de Paris, je poursuivis ces études. A mon grand étonnement, j'entendis émettre sur les flexions utérines des opinions tout à fait contradictoires : les uns soutenaient que

la flexion utérine est une affection très grave ; les autres affirmaient que cette déformation de la matrice est tout à fait
indifférente. Je résolus alors de reprendre ce sujet et de juger
la question par moi-même. Après les autopsies que je fis à la
Salpêtrière, après les affections puerpérales graves que j'ob-
servai à l'Hôtel-Dieu, je dois dire que je passai dans le camp
des pessimistes.

Ce fut alors que j'entrai à Lourcine, dans le service de
M. Guérin. Je fus fort étonné d'entendre les malades affligées
de flexions de la matrice me déclarer qu'elles ne souffraient en
aucune façon, qu'elles ne ressentaient aucun symptôme fâcheux.
J'allais donc devenir, en matière de flexion, d'un optimisme
complet, lorsque, suivant attentivement les malades, je pus
constater certains troubles menstruels, certaines douleurs,
d'abord passagères, puis fixes, et s'accompagnant enfin de
désordres graves dans le petit bassin. En observant avec soin
et persévérance, je vis la courbure augmenter et devenir une
flexion ; je vis l'état indifférent de l'utérus se transformer en
infraction irréductible, la déformation utérine provoquer des
affections assez graves pour tuer la femme, ou tout au moins
pour la jeter pendant des mois, des années, sur un lit de misère
et de douleur, où sa vie était mise en question par chaque
menstruation ; enfin dans les cas heureux, lorsqu'elle échappait à la mort, c'était pour se voir privée de sa vie génitale
et des douceurs de la maternité.

Ces complications, ces troubles dans l'excrétion du flux
menstruel, ces inflammations du petit bassin, un médecin qui
observait aussi à Lourcine, M. Bernutz, les a décrits d'une
manière complète, et son livre, aussi consciencieux dans les
détails qu'élevé dans les vues générales, m'a été d'un grand
secours.

Les découvertes importantes de M. Rouget, les travaux

recommandables de M. Guyon, m'ont rendu compte de divers faits anatomiques dont je me suis efforcé de tirer parti.

Enfin, M. le professeur N. Guillot a bien voulu me confier ses remarquables dessins et ses instructives observations, et me prêter l'appui de son expérience et de ses conseils.

Mon travail sera-t-il digne de tous ces maîtres célèbres, de tous ces savants distingués? Ai-je tiré un parti suffisant, ai-je employé dignement des matériaux si nombreux et si importants? Quel que soit le jugement que le public médical porte sur mon mémoire, je croirai avoir atteint le but que je me propose, si j'attire l'attention des médecins sur le début des flexions; si, averti par des troubles de la menstruation, par des douleurs vagues, l'homme de l'art insiste pour faire un examen nécessaire, il pourra constater la flexion à son début, à une époque où il est encore possible de la guérir. Car, lorsque l'inflammation s'est étendue aux organes du petit bassin, quel est le rôle du médecin : réussit-il toujours à enrayer la marche des péritonites, peut-il hâter la résolution des tumeurs?

J'ai insisté tout particulièrement sur l'étiologie des flexions : j'ai démontré qu'elles se produisaient le plus souvent après l'accouchement, après des troubles de la menstruation, cette gestation en miniature; mon but a donc été d'attirer l'attention des praticiens sur ces menstruations difficiles, irrégulières, douloureuses, troubles pour lesquels les malades n'appellent pas le médecin et se refusent à l'examen. C'était insister également sur ces imprudences qui se font après l'accouchement, sur cette folie de certaines mères qui se lèvent, reprennent leurs occupations, se livrent à des excès de toute sorte peu de temps après la délivrance. J'ai aussi mentionné l'influence de l'allaitement par la mère sur le retrait de son utérus, et par conséquent j'ai signalé la nécessité d'engager chaque mère saine à nourrir son enfant.

En étudiant le début et les causes des flexions de l'utérus, mon espoir était d'arriver à *prévenir* une maladie qui dans les premiers temps n'est qu'une difformité sans importance, qui plus tard devient le point de·départ d'inflammations graves, qui enfin, sous l'influence menstruelle, peut causer la mort de la femme, ou tout au moins la frapper de stérilité, la tuer dans sa vie génitale.

Je serai bien récompensé de mes efforts si, grâce aux données contenues dans mon travail, il est possible de conjurer une déformation, innocente en apparence, terrible lorsqu'elle se complique d'inflammations pelviennes, et incurable lorsqu'elle n'a pas été combattue à son début.

Dr J. Paul PICARD.

Paris, 15 mai 1862.

INFLEXIONS DE L'UTÉRUS

A L'ÉTAT DE VACUITÉ.

CHAPITRE PREMIER.

CONSIDÉRATIONS ANATOMIQUES ET PHYSIOLOGIQUES.

> « L'utérus est un organe érectile. »
> (Rouget.)

Pendant la première enfance, l'utérus serait, suivant l'expression de Cabanis, plongé dans un profond engourdissement : grâce aux recherches modernes, on peut dire qu'il est incomplétement développé. Anatomiquement, il ne représente qu'une partie de ce qu'il sera plus tard, lorsque les importantes fonctions de la menstruation et de la gestation lui seront confiées.

L'utérus du nouveau-né est essentiellement constitué par un cylindre creusé d'une seule cavité ; sa portion supérieure est à peine développée, le col l'emporte de beaucoup sur le corps ; l'organe a une longueur totale de 19 à 35 millimètres, et le col a de 16 à 24 millimètres. Le diamètre transverse du col est plus large que celui du corps, mesuré entre les deux orifices des trompes : l'arbre de vie fronce la muqueuse jusqu'au quart supérieur de l'organe. Il n'y a donc qu'une seule cavité, dont la forme se rapproche de celle d'un éteignoir, c'est-à-dire que son extrémité inférieure est notablement plus évasée que la supérieure.

A l'âge de la puberté, les ovaires augmentent de volume et la vie génitale de la femme commence à se manifester :

l'utérus s'allonge, il atteint de 27 à 40 millimètres ; le col se modifie peu, il mesure de 17 à 25 millimètres ; le corps, dont la cavité commence à se dessiner, a de 12 à 15 millimètres. Cependant les deux portions, col et corps, communiquent librement ; la cavité du corps utérin est triangulaire : la base du triangle répondant à la portion qui sépare les trompes, le diamètre transverse du corps l'emporte sur celui du col.

C'est alors, à l'âge de douze à quinze ans dans nos climats, que la femme devient nubile, c'est-à-dire apte à la reproduction, sans préjudice probable, soit pour elle-même, soit pour sa progéniture (Pajot, *Traité complet de l'art des accouchements*, tome I, 2e livraison, p. 269).

La menstruation a signalé la maturation périodique de l'œuf ; l'utérus a deux cavités : pour mieux dire, le corps est disposé pour recevoir l'œuf ; un arrangement spécial des deux arbres de vie s'oppose à un trop facile passage de l'ovule à travers le col.

L'utérus s'est allongé, agrandi ; il mesure de 36 à 50 millimètres, dont 18 à 25 pour le col et 18 à 25 pour le corps : le col représente donc la moitié de la longueur totale de l'utérus.

Les diamètres supérieurs l'emportent de beaucoup sur les inférieurs ; enfin, un resserrement annulaire de l'extrémité supérieure du col vient séparer nettement ces deux parties, dont l'une, le col, n'a gagné que quelques millimètres depuis la naissance, tandis que le corps a presque quadruplé de volume.

La remarquable thèse de notre ami et ancien collègue, M. Guyon (*Étude des cavités de l'utérus*, thèse, Paris, 1858), a élucidé ces points importants. Nous avons, de notre côté, fait de nombreuses mensurations, les unes sur le cadavre, les autres sur le vivant ; les résultats que nous avons obtenus concordent avec les faits annoncés par M. Guyon.

Voici les résultats de nombreuses mensurations faites à Clamart, à l'Hôtel-Dieu, à Lourcine, sur le cadavre et sur le vivant; j'ai mesuré l'utérus avec la sonde utérine, et les dimensions du col sont représentées par la longueur de la sonde que j'enfonçais, jusqu'à ce que j'eusse senti de la résistance. Je mesurais ensuite la longueur totale de l'utérus, et la soustraction me donnait la longueur du corps.

Diamètre longitudinal de l'utérus : distance existant entre l'orifice externe du col et la partie médiane de l'espace qui sépare les orifices des trompes.

	Minimum. mm.	Maximum. mm.	Moyenne. mm.
PREMIÈRE ENFANCE. — De 1 jour à 3 ans. — Dix autopsies..............................	19	35	26
PUBERTÉ (1). — De 10 à 13 ans. — Vingt-sept mensurations faites sur le vivant..........	27	40	35
NUBILITÉ. De 12 à 15 ans (2) — Vierges (3), trois autopsies.	38	50	43,3
Filles réglées depuis 3 mois au moins, et ayant pratiqué le coït. — Soixante-deux mensurations sur le vivant. Nullipares	42	55	51
PRIMIPARES. — Dix-sept mensurations en dehors de l'époque menstruelle.................	47	62	58,4
MULTIPARES. — Quinze mensurations en dehors des règles..............................	52	73	64

(1) Mes observations ont porté sur des filles non réglées ayant subi des attentats à la pudeur, des viols, dans quelques cas ayant régulièrement pratiqué le coït, sans cependant avoir eu leurs règles. Onze d'entre elles présentaient les symptômes de la congestion périodique de l'ovaire, mais sans écoulement de sang.

(2) Les soixante-deux mensurations portent sur des filles qui affirmaient n'avoir pas conçu, et dont le col était celui d'une nullipare. La mensuration a été faite hors du temps des règles.

(3) Mes autopsies ne sont pas assez nombreuses pour que mes chiffres soient concluants. En voici le détail.

	Totalité.	Col.	Corps.
Première observation. — Fille de treize ans, menstruée depuis six mois, morte de fièvre typhoïde; non réglée depuis trois semaines. Membrane hymen intacte; utérus mou et petit...	38	18	20
Deuxième observation. — Fille de quinze ans, menstruée depuis un an, d'après sa mère. Renversée par une voiture. Pas de détails sur la dernière menstruation. Six corps jaunes à droite et quatre à gauche; ovules congestionnés; utérus gorgé de sang; hymen complet......................	42	19,5	22,5
Troisième observation. — Fille de dix-neuf ans, très forte, menstruée régulièrement depuis trois ans; tuée en dix heures par le croup. Les règles se manifestent le jour de sa mort; ovule dans l'utérus; hymen intact..................	50	25	25
Moyenne..................	43,3	20,8	22,5

Longueur du col, mesurée depuis l'orifice externe jusqu'à la partie résistante et inférieure de l'orifice interne.

	Minimum. mm.	Maximum. mm.	Moyenne. mm.
PREMIÈRE ENFANCE (1). — De 1 jour à 3 ans. — Dix autopsies...	16	24	21
PUBERTÉ. — De 10 à 13 ans. — Vingt-sept mensurations faites sur le vivant...	17 (?)	25 (?)	22 (?)
NUBILITÉ. De 12 à 15 ans. — Vierges. — Trois autopsies...	18	25	20
Filles réglées depuis 3 mois au moins, et ayant pratiqué le coït. — Soixante-deux mensurations sur le vivant. Nullipares...	20	25	24
PRIMIPARES. — Dix-sept mensurations en dehors de l'époque menstruelle...	20	25	24,5
MULTIPARES. — Quinze mensurations en dehors des règles...	16	24	22

Longueur du corps (obtenue en soustrayant la longueur du col de la longueur totale).

	Minimum. mm.	Maximum. mm.	Moyenne. mm.
PREMIÈRE ENFANCE. — De 1 jour à 3 ans. — Dix autopsies...	3	11	5
PUBERTÉ. — De 10 à 13 ans. — Vingt-sept mensurations faites sur le vivant...	10 (?)	15 (?)	13 (?)
NUBILITÉ. De 12 à 15 ans. — Vierges. — Trois autopsies...	10	25	22,5
Filles réglées depuis 3 mois au moins, et ayant pratiqué le coït. — Soixante-deux mensurations sur le vivant. Nullipares...	22	30	27
PRIMIPARES. — Dix-sept mensurations en dehors de l'époque menstruelle...	27	37	34
MULTIPARES. — Quinze mensurations en dehors des règles...	36	49	42

Le tableau ci-dessus démontre que le col augmente à peine de quelques millimètres, depuis l'enfance jusqu'à la nubilité; le corps utérin est tout à fait embryonnaire jusqu'à cet âge. Les flexions de la première enfance, les flexions congénitales, ne porteront que sur la portion de l'utérus qui

____

(1) Dans la première enfance les deux cavités du col et du corps communiquant largement, j'ai pris pour limite du col le point où cessaient les arborisations de l'arbre de vie.

existe avant la puberté, c'est-à-dire sur le col; elles n'auront alors qu'une importance pathologique très minime, nous nous réservons de le démontrer plus tard : ce seront de simples anomalies; elles porteront sur le canal de l'utérus, sur le col, dont l'importance est tout à fait secondaire, et non sur la partie essentielle, le corps utérin, c'est-à-dire la cavité chargée des fonctions nouvellement dévolues à la femme, de la menstruation et de la gestation.

Mes mensurations prouvent que le col est presque complétement formé dès la naissance; qu'il n'augmente que fort peu jusqu'à la puberté; qu'il diminue après les gestations.

Le corps de l'utérus, à peine indiqué chez le nouveau-né, se développe chez la fille pubère; il est creusé d'une cavité triangulaire au moment de la nubilité. Enfin, après la gestation, son volume devient quadruple ou quintuple de ce qu'il était chez l'enfant.

Les deux cavités, confondues dans la première enfance, se séparent peu à peu à la puberté; l'orifice interne du col oppose chez les filles nubiles une résistance toute spéciale à l'introduction de la sonde utérine : c'est un rétrécissement susceptible de coarctation, isolant la cavité du corps du canal constitué par le col.

A ce moment, l'utérus a parcouru presque tout son développement; sous l'influence ovarienne, il devient le siége d'un afflux sanguin périodique qui modifie sa nutrition et sa forme.

Depuis les remarquables travaux de M. Rouget (*Des organes érectiles de la femme*, dans *Journal de physiologie* de Brown-Séquard, 1858, p. 203, 751), on sait que les corps spongieux de l'utérus et de l'ovaire sont de véritables organes érectiles. L'artère utéro-ovarienne ne se distribue pas d'une manière égale dans toutes les parties de l'organe : tandis que dans toute la hauteur du col les branches qu'elle émet sont rares et à peine flexueuses, arrivée au niveau du corps dans le voisinage de l'insertion des trompes, elle se divise tout à coup en douze à quinze bouquets d'artères enroulées en spirale, le plus souvent d'une admirable régularité, mais si nombreuses et si pressées les unes contre les autres, que sur certaines préparations elles couvrent complétement les angles latéraux du fond de l'utérus (Rouget, *loc. cit.*, p. 353). Nous insistons sur ce fait : le corps de l'utérus est un corps spongieux ; lorsque les fibres musculaires entourant les vaisseaux hélicoïdes viennent à se contracter, qu'elles compriment les sinus et déterminent la réplétion vasculaire en retardant la marche du sang, il y a érection, redressement du corps de l'utérus sur le col. Ce mouvement est tout à fait analogue à celui qu'exécute la portion pendante de la verge en se redressant dans l'axe de la portion fixée au pubis et en s'élevant vers l'abdomen (p. 338).

Cette manière de voir nous semble avoir une grande importance : ainsi, lorsque sous l'influence ovarienne, il y a congestion utérine, contraction musculaire, il y a érection : l'utérus augmente de volume, ses bords s'arrondissent, son fond s'élève : phénomène constaté, du reste, par plusieurs observateurs, M. Richet (*Traité d'anat. médico-chirurgicale*, 1857, vol. II, p. 714) entre autres, qui, après avoir donné les diamètres utérins, ajoute : « Dans les cinq ou six jours qui précèdent ou suivent l'apparition des règles, les diamètres utérins dépasseront généralement les moyennes précédemment indiquées, tandis que dans la période intermédiaire, ils s'abaisseront un peu au-dessous. »

Ce fait, nous l'avons souvent vérifié à Lourcine, en sondant l'utérus au moment des menstruations ; le diamètre longitudinal augmentait au moment des règles, et son allongement était surtout remarquable chez les nullipares qui s'étaient livrées régulièrement au coït. La menstruation passée, le corps utérin s'affaisse, et le col restant rigide, le fond de l'utérus retombe en avant. Ne serait-ce pas cette disposition qui a fait dire à M. Piachaud (Thèses de Paris, 1852, n° 76) et à M. Boullard (Thèses de Paris, 1853, n° 87), que l'utérus, au lieu d'être à l'état normal légèrement curviligne et de se diriger selon l'axe du bassin, est fortement infléchi en avant, embrassant dans la concavité de son inflexion le bas-fond et la face postérieure de la vessie, de telle sorte que le corps est presque toujours incliné en avant sur le col, à la manière d'une cornue?.

Du reste, M. Cusco (thèse d'agrégation, 1853, p. 19) et M. Richet (*loc. cit.*, p. 718) ont déjà essayé de réfuter cette opinion. D'après M. Cusco, M. Boullard n'aurait pas tenu compte de la période de la puberté où l'utérus se développe. Or, cette époque est précisément celle pendant laquelle la cavité utérine, partie essentielle de la matrice, se constitue : s'il y a d'abord une lutte entre la paroi antérieure plus courte et moins volumineuse et la paroi postérieure plus considérable, plus longue et plus épaisse, cette lutte finit par l'équilibre de l'organe ; l'utérus se redresse, sa concavité antérieure disparaît, et il ne reste qu'une légère dépression correspondant à la vessie.

M. Richet, par ses recherches sur soixante-huit femmes prises au hasard, en a trouvé quarante qui n'avaient pas d'antéflexion dans le sens véritable de ce mot : l'utérus de ces sujets était légèrement incurvé en avant, suivant la courbe que décrit le canal du bassin.

Sur le vivant, voici ce que nous avons trouvé chez les femmes nubiles et nullipares, régulièrement menstruées. On éprouve, en dehors du temps de la menstruation, une certaine difficulté à passer de la cavité du col dans celle du corps ; pour pénétrer au delà de l'orifice interne, il faut présenter le bec de la sonde utérine, et insister doucement en pressant sur un point résistant. Par de petits mouvements oscillatoires, en appuyant d'une manière douce et persistante, on triomphe, chez les femmes dont l'utérus est sain, d'une résistance que je ne peux mieux comparer qu'à celle opposée par l'urèthre de l'homme lorsqu'il est contracté spasmodiquement sans rétrécissement, ni brides cicatricielles. On réussit le plus souvent à franchir l'orifice interne du col, quand on dirige en avant la concavité de la sonde utérine. On dirait que l'axe du corps coupe l'axe du col très obliquement. Le corps de l'utérus peut alors être plus ou moins redressé, et porté soit en avant, soit en arrière; mais il a toujours une tendance à revenir en avant.

Au moment des règles, l'introduction est facile, la cavité de l'utérus est agrandie, la sonde peut être aisément portée à droite et à gauche; l'utérus est plus ou moins mobile. Mais de cette difficulté à passer de la cavité du col dans celle du corps, à une forte inflexion en avant, il y a loin : et ici nous devons faire ressortir la différence qui sépare les praticiens des anatomistes. J'ai touché à Lourcine plus de mille femmes; j'ai des notes détaillées sur plus de cinq cents malades; je n'ai trouvé que cinquante et une antéflexions qui méritassent ce nom. Toutes les fois que l'utérus ne peut être senti, ni dans le cul-de-sac antérieur, ni dans le cul-de-sac postérieur, ni à droite, ni à gauche, je dis que la position est normale. J'avais, dès 1855, attiré l'attention sur un état particulier de l'utérus, que M. Aran a depuis nommé ÉTAT INDIFFÉRENT de l'utérus ; je disais : « Je regrette que M. de Scanzoni ait passé sous silence un état particulier de l'utérus. A la suite de longues maladies (de la fièvre typhoïde surtout), il arrive que l'utérus se ramollit dans son ensemble, perd sa rigidité normale, ressemble à une vessie pleine d'eau, et se moule, pour ainsi dire, sur les organes voisins. Il faut bien distinguer cet état de la lésion désignée sous le nom de flexion. Dans la flexion, l'angle formé par la rencontre du col avec le corps est persistant, il se reproduit même lorsque la matrice est enlevée hors du corps. Une grossesse (dont les suites sont surveillées), un traitement par les martiaux, le changement d'air, d'habitudes, la gymnastique, etc., suffisent pour rendre à l'utérus sa rigidité primitive. » (Paul Picard, *Gazette hebdomadaire*, 1855, p. 786.)

Aux longues maladies fébriles, j'ajouterai toutes les causes qui diminuent chez les femmes la puissance musculaire et l'embonpoint.

Ainsi, chez les chlorotiques, chez les femmes scrofuleuses et émaciées, chez les malades qui souffraient depuis longtemps d'affections blennorrhagiques, de pertes utérines abondantes, j'ai trouvé cet état spécial, *indifférent* de l'utérus. Dans ces cas, quand la femme est debout, la matrice se porte en avant, *le col comme le corps ;* quand la femme est couchée, l'utérus, dans sa totalité, vient s'appuyer sur le rectum ; enfin, si vous faites accroupir la malade sur les coudes et sur les genoux, l'utérus vient basculer de telle façon que son fond se trouve contre les pubis et son col sur le rectum. Mais ce mouvement s'opère en totalité : ce n'est pas un angle formé par la flexion du corps sur le col, c'est un déplacement en masse provenant du relâchement des ligaments. Pour le démontrer, il suffit d'enfoncer la sonde utérine ; et, à part la résistance qu'offre dans tout utérus sain l'orifice interne du col, à part la légère incurvation en avant, vous voyez un utérus dont l'axe est légèrement recourbé en avant, mais non pas fléchi.

Essayez, du reste, de comprimer ce même utérus entre votre main droite, qui presse sur l'hypogastre et votre indicateur gauche qui est dans le vagin ; l'utérus résistera, il fléchira un peu, et reviendra, dès que la compression aura cessé, à sa forme verticale primitive.

Touchez la femme au moment des règles, et vous verrez l'incurvation disparaître. L'utérus sera plus volumineux, plus lourd, moins mobile; sa face antérieure, comme sa face postérieure, sera convexe. Il tendra bien, dans la station verticale, à se porter un peu en avant; mais dans le décubitus dorsal, il ira en entier s'engager dans la concavité sacrée.

Et maintenant, pour être complet, voyons dans quel état se trouve l'utérus des cadavres. Le plus souvent il est ramolli, couché dans le cul-de-sac utéro-rectal, ou bien étendu sur la vessie; changeant de position chaque fois qu'on change l'attitude du cadavre. Dans nos salles de dissection, il est fort rare de trouver un utérus rigide, comme l'utérus sain de la femme vivante, et surtout comme un utérus sain rendu érectile par le travail menstruel de l'ovulation. Il faut que la femme ait succombé brusquement, il faut qu'elle n'ait pas eu d'affections grave, entraînant une altération du sang ou des lésions de nutrition. Il faut, de plus, que la mort soit récente. Dans ces conditions, l'utérus peut conserver encore quelques-unes des propriétés qui lui appartiennent pendant la vie ; mais il faut injecter les artères ovariennes dans un bain chaud, et avec des précautions extrêmes, pour voir l'utérus se redresser et prendre la forme qu'il a physiologiquement pendant les règles.

Nous concluons donc que normalement, l'utérus tend à se porter en avant : l'antécourbure est un état physiologique, qui disparaît au moment de la menstruation ; les flexions angulaires sont des états pathologiques.

La forme normale de l'utérus connue, occupons-nous des tissus qui le maintiennent dans le bassin. Pour les anciens auteurs, l'utérus était la partie essentielle des organes de la génération, et Van Helmont avait pu dire : « *Propter solum uterum, mulier est id quod est.* » Les travaux de Baer (1827), R. Lee (1831), Négrier (1831), Bischoff (1842), Chéreau (1844), Coste et Courty, etc. (voyez le remarquable résumé de la question par M. Pajot, p. 318, *loc. cit.*), ont démontré l'importance des ovaires et le rôle essentiel que ces glandes jouent dans la vie féminine. Les ovaires sont pour la femme ce que les testicules sont pour l'homme. Disons donc avec Chéreau, que la matrice et le vagin sont les annexes de l'ovaire, et que : « *Propter solum ovarium, mulier est id quod est* » (*Mémoire pour servir à l'étude des maladies des ovaires*, par Ach. Chéreau, Paris, 1844, page 91). L'utérus, que nous avons montré être un organe érectile, est pendant l'ovulation sous la dépendance de l'excitation ovarique ; l'afflux sanguin gorge les larges plexus qui entourent les organes génitaux, distend les sinus veineux qui forment les corps spongieux de l'utérus et qui entrent en érection en même temps que les corps spongieux de l'ovaire. La contraction des systèmes musculaires si bien décrits par M. Rouget (*loc. cit.*, p. 738 et suiv.) contribue d'abord à l'érection, ensuite à l'adaptation du pavillon sur l'ovaire. Or ces systèmes musculaires sont chez la femme analogues à ceux des vertébrés. Nous renvoyons le lecteur, pour l'étude des intéressants détails d'anatomie comparée, au travail si complet de M. Rouget, et nous résumerons en quelques mots ses découvertes si remarquables. Une sorte de toile musculaire transversale, s'insérant aux vertèbres lombaires d'un côté, à la paroi abdominale de l'autre, divise en deux le petit bassin. Les organes de la génération sont contenus dans les dédoublements de cette membrane. Cette description diffère des opinions généralement admises sur le rôle et la constitution histologique des replis du péritoine.

Voici comment on décrit d'ordinaire les replis péritonéaux qui soutiennent l'utérus. Ce sont :

1° Les ligaments antérieurs ou vésico-utérins ;

2° Les postérieurs, replis de Douglas, utéro-rectaux, utéro-sacrés ;

3° Un repli transversal du péritoine, le ligament large, contenant dans son intérieur le ligament rond, qui s'insère à l'épine du pubis, d'une part, et qui, de l'autre, traversant le canal inguinal, va se jeter dans les grandes lèvres ;

4° Enfin un ligament de l'ovaire.

D'après M. Rouget, tous ces prétendus ligaments péritonéaux sont des dépendances de la membrane musculaire qui, chez la femme comme chez tous les vertébrés, enveloppe les organes génitaux, servant à suspendre les organes génitaux, contribuant à l'expulsion de l'œuf hors de l'ovaire, forçant le pavillon à s'adapter sur l'ovaire, comprimant les vaisseaux hélicoïdes de l'ovaire et de l'utérus au point d'amener dans ce dernier, grâce à la disposition hélicoïde des vaisseaux, disposition toute spéciale à l'espèce humaine, l'écoulement sanguin menstruel.

Ainsi les ligaments utéro-sacrés représentent bien les faisceaux lombaires des ruminants.

Le ligament rond ne traverse pas le canal inguinal : il va se continuer avec les faisceaux du petit oblique et du transverse, représentant l'insertion de la lame musculaire sur la paroi ventrale.

Ces fines toiles péritonéales sont des tissus contractiles ; le microscope y démontre la présence des muscles lisses. Sur le vivant, on trouve quelquefois ces ligaments plissés, signe bien net de leur contractilité. Enfin dans la gestation, ils sont plus évidents, et quelques auteurs les admettaient il y a déjà longtemps. Peut-être jouent-ils un rôle au moment de l'accouchement ; mais leur influence est manifeste au moment de la menstruation.

Ainsi sous l'influence ovarienne, il y a contraction des trabécules utérines, des replis dits péritonéaux. J'ai insisté sur ce point, en apparence éloigné de mon sujet, parce que ces détails montrent nettement les rapports de l'ovulation avec les modifications survenant, à l'époque menstruelle, dans les tissus de la matrice et dans les tissus qui la maintiennent en position. En outre, le col de l'utérus a une attache fixe : nous avons démontré plus haut que le corps utérin, très vasculaire, se développant à l'époque de la puberté, était supporté, soutenu par le col, peu vasculaire, non érectile, presque entièrement développé dès l'enfance.

Le col lui-même est fixé à la partie postérieure de la vessie par un tissu cellulaire dense, qui occupe, et ceci est important, tout l'espace qui existe entre l'insertion du vagin et le fond du cul-de-sac vésico-utérin ; c'est une longueur qui varie de 20 à 25 millimètres.

On remarquera que ce soutien s'arrête à la hauteur de l'orifice supérieur du col, portion rétrécie, plus mince et moins résistante que tout le reste de la paroi utérine : c'est ce qui explique pourquoi les flexions se font presque toujours en ce point.

Le vagin ne soutient pas l'utérus. — Hohl l'a démontré en coupant les insertions vaginales et le périnée, sans amener de changement dans la situation du corps de l'utérus. En arrière, les replis de Douglas descendent plus bas. Entre le cul-de-sac et l'insertion vaginale postérieure, il y a tout au plus une séparation d'un demi-centimètre.

L'utérus est donc mobile en avant, en arrière, à droite et à gauche. On peut, avec la sonde utérine, le soulever au-dessus des pubis. Avec des pinces de Museux, on l'attire à la vulve. Il tend à reprendre sa position avec plus ou moins de rapidité.

Cette mobilité et l'élasticité de ses moyens de suspension lui permettent de s'adapter aux distensions du rectum, de la vessie; de résister aux compressions des anses intestinales, augmentées de volume par des gaz, des liquides, des matières fécales; enfin, de se prêter à la gestation et à l'accouchement. — Q'une contraction du diaphragme vienne refouler les viscères et comprimer l'utérus, celui-ci peut céder, descendre de 3 ou 4 centimètres, et reprendre ensuite sa place. On a beaucoup exagéré la compression exercée ordinairement par les anses intestinales : elle n'est considérable que dans les efforts et les mouvements violents. — Du reste, les anses intestinales engagées dans le cul-de-sac postérieur s'opposent à la rétroflexion; celles qui se trouvent dans le cul-de-sac antérieur, à l'antéflexion.

DÉFINITION ET CLASSIFICATION.

Prenez dans la main un utérus normal, coupez-en les ligaments, essayez de le fléchir, et il vous opposera une résistance plus ou moins grande. — Appliquez-le sur un plan uni, il y reposera par toute sa surface. Au contraire, le corps de l'utérus infléchi a toujours de la tendance à se diriger d'un seul côté; quelquefois il est possible de le redresser, mais il revient toujours à sa position première et anormale. Mis sur un plan, il forme avec lui un triangle, et s'il n'a pas la rigidité suffisante, le sommet de l'angle formé par le corps incliné sur le col présente toujours dans le parenchyme utérin une dépression, un sillon qui persiste.

Je nomme donc inflexions de l'utérus, les déformations de cet organe dans lesquelles l'axe propre de la matrice s'incline, soit en avant, soit en arrière, soit à droite, soit à gauche, de façon que le fond utérin se rapproche plus ou moins de son col.

Distinguons tout d'abord les courbures des flexions : les

courbures, et l'antécourbure en particulier, sont des états presque physiologiques.

Cette lésion n'entraîne pas de troubles pathologiques : un utérus antécourbé ne diffère pas plus d'un utérus droit qu'un nez recourbé diffère d'un nez aquilin.

Mais il en est autrement des flexions angulaires. Le sommet de l'angle correspond à l'orifice interne, il gêne les communications entre la cavité du corps et celle du col. Tant que l'angle formé par le col avec le corps sera obtus, l'affection sera peu grave ; la flexion à angle droit est encore plus digne d'attirer l'attention du médecin ; et enfin nous distinguerons, avec Sommer, la flexion de l'infraction, c'est-à-dire, l'inclinaison angulaire ou rapprochement complet du corps et du col de l'utérus, état dans lequel l'utérus est replié sur lui-même au point que les deux parties d'une même face deviennent parallèles et contiguës. Le tableau suivant résume notre classification :

FLEXIONS DE L'UTÉRUS.

I. — Courbures et inclinaisons.

A.—Antécourbure (fréquente) ....
- Difformité congénitale.
- Etat physiologique à la puberté, disparaissant momentanément pendant la menstruation, et s'effaçant, soit sous l'influence de l'âge, soit à la suite de gestations.

B. — Rétrocourbure (très rare)........
- Difformité ....
  - congénitale.
  - acquise.

C. — Latérocourbure, soit à droite, soit à gauche..........
- Plus fréquente à droite qu'à gauche. Résultant de lésions le plus souvent congénitales, et ayant amené un raccourcissement d'un des ligaments larges ou rond, des adhérences anormales de la trompe, de l'ovaire, de l'utérus, des brides, des fausses membranes, etc.

D. — Combinaison des courbures avec les inclinaisons latérales..
- Antécourbure et latérocourbure ....
  - droite.
  - gauche.
- Rétrocourbure et latérocourbure.........
  - droite.
  - gauche.

E. — Combinaison des courbures et des versions .... Antécourbure avec antéversion. / rétroversion. Rétrocourbure avec antéversion. / rétroversion.

II. — FLEXIONS : RÉDUCTIBLES OU NON RÉDUCTIBLES.

A. — Antéflexion.

B. — Rétroflexion.

C. — Antéflexion avec antéversion. / rétroversion (rare).

D. — Rétroflexion avec rétroversion. / antéversion (rare).

E. — D'après Aran, il pourrait y avoir antéflexion du corps et rétroflexion du col, et réciproquement. Je n'ai pu constater cette sorte de Z.

F. — Dans l'antéflexion, le corps de l'utérus est quelquefois dirigé vers la droite ou vers la gauche, ce qui suppose une sorte de torsion de l'utérus antéfléchi sur son axe. M Guyon (thèse citée) parle de plusieurs cas semblables. A Lourcine, j'ai pu constater cette disposition par le cathétérisme.

III. — INFRACTIONS : RÉDUCTIBLES OU NON RÉDUCTIBLES.

En avant.

En arrière.

Dans cette classification on peut voir que nous séparons la flexion, même légère, du déplacement en totalité de l'utérus, c'est-à-dire, de la version.

Versions et flexions ont, à vrai dire, des symptômes communs : plusieurs versions ont débuté par une flexion, et l'on peut dire en général que l'étiologie est la même.

Les versions sont des abaissements de l'utérus peu modifié dans sa forme ; dans notre travail, nous nous sommes seulement occupé de la flexion que caractérise une déformation de matrice, et nous pensons que le pronostic et le traitement, souvent différents dans les deux affections, légitimeront la scission que nous faisons entre elles.

CHAPITRE II.

CAUSES ET MÉCANISME.

> Les efforts musculaires, les traumatismes
> portant sur un utérus hypertrophié et ramolli
> d'un côté ; les brides et adhérences résultant
> des pelvi-péritonites consécutives à la réten-
> tion menstruelle ou à l'accouchement, telles sont
> le plus ordinairement les deux séries de causes
> provoquant les flexions de la matrice.

L'étude des causes des flexions est très importante, au point de vue du traitement, du pronostic et de la prophylaxie. Souvent il serait possible de prévenir une flexion utérine, et le médecin arrive presque toujours trop tard, c'est-à-dire à une époque où la flexion est irréductible.

Une disposition spéciale, congénitale ou acquise, physiologique ou pathologique, dit M. Nélaton (*De l'influence de la position dans les maladies chirurgicales*), est la condition première, je n'ose pas dire indispensable, de ces déformations de l'utérus, dont l'étiologie reste encore entourée de beaucoup d'obscurité.

M. Cusco (thèse citée, page 12), suivant l'ordre tracé par M. Nélaton, divise les flexions en congénitales et accidentelles. Les premières peuvent être un résultat du développement incomplet, soit avant, soit après la naissance, soit à l'époque du développement du corps de l'utérus (puberté).

Les flexions accidentelles surviennent à l'époque des modifications physiologiques de l'utérus (menstruation, accouchement, avortement), sous l'influence d'une cause efficiente ; dans d'autres cas, elles sont spontanées, et sont la conséquence d'altérations pathologiques (tumeurs du petit bassin, modifications du tissu utérin, périmétrite, etc.).

Enfin, il est des auteurs, parmi lesquels nous citerons Kiwisch, Sommer, Scanzoni, qui ont divisé les causes en prédisposantes et déterminantes. C'est cette division que nous allons suivre, nous réservant, à propos des causes déterminantes, d'insister sur le mécanisme, et nous prononçant alors sur les diverses opinions émises sur ce sujet, en France et à l'étranger, par MM. Velpeau, Kiwisch, Rokitansky, Virchow, Scanzoni, Cusco, etc., etc.

CAUSES PRÉDISPOSANTES.

AGE. — Les antéflexions ont été plus fréquemment observées depuis l'âge de la puberté jusqu'à celui de la ménopause. D'après Scanzoni, elles sont rares dans l'enfance et la vieillesse. Sur 46 femmes affectées d'antéflexions, 13 avaient de vingt-cinq à trente ans, et 18 de trente à trente-cinq. La malade la plus jeune avait vingt ans, et la plus âgée quarante-cinq ans. Nos 51 observations nous fournissent les résultats suivants :

3 malades avaient	17 ans.	5 malades avaient	24 ans.
8 —	18	2 —	25
3 —	19	4 —	26
4 —	20	1 —	27
8 —	21	3 —	28
5 —	22	1 —	33
3 —	23	1 —	36

Résumé : 18 malades avaient de 17 à 20 ans.
23 — — 21 à 25
8 — — 26 à 30
2 — — 33 à 36

D'après ce relevé, on voit que les antéflexions observées à Lourcine débutent à l'époque de la nubilité. Comme pour Scanzoni, le plus grand nombre de nos malades se trouve entre vingt et trente ans. L'âge moyen est de vingt-deux ans environ. Les rétroflexions, au nombre de 19, se groupent comme suit :

Age des malades.

2 avaient	17 ans		3 avaient	23 ans
1 —	18		2 —	25
1 —	20		2 —	26
3 —	21		1 —	28
3 —	22		1 —	32

Résumé : 4 malades avaient de 17 à 20 ans.
11 — — 26 à 32
4 — — 21 à 25

Age moyen : 22 ans 1/2.

Scanzoni avait trouvé, sur 8 malades dont l'utérus était rétrofléchi, 7 malades âgées de trente à quarante ans.

Il faut se souvenir que les malades reçues à Lourcine sont, pour la plupart, des filles dont l'âge varie de seize à trente ans : on s'explique alors pourquoi notre moyenne est sensiblement au-dessous de celle de notre aimé maître. Pour avoir des données plus concluantes, il faudrait savoir à quel âge la flexion s'est produite : c'est ce qui a été le plus souvent impossible à déterminer chez nos malades, qui ignoraient même l'état de leur utérus.

L'*instauration* s'est faite, chez les 51 femmes atteintes d'antéflexions, comme suit :

1 malade n'était pas menstruée (elle était âgée de vingt-six ans).

Chez les autres, l'*instauration* s'était faite :

A 11 ans	2 fois		A 15 ans 1/2	2 fois
11 1/2	1		16	4
12	7		16 1/2	1
13	5		17	3
13 1/2	1		18	8
14	5		19	1
15	8		20	2

Age moyen : 15 ans 3 mois.

Résumé : 29 malades avaient de 11 à 15 ans.
19 — — 15 à 19
2 — — 20

Sur 19 rétroflexions, la première menstruation est arrivée :

Chez 2 malades, à .... 10 ans. | Chez 3 malades, à .... 15 ans.
    1   —   .... 11 | 2   —   16
    5   —   .... 13 | 1   —   17
    4   —   .... 14 | 1   —   20

Résumé : 15 malades avaient de 10 à 15 ans.
           4   —   —   16 à 20

Age moyen de l'instauration...... 14 ans 1/2.

Premiers rapports sexuels.

	Cas.	Antéflexions.	Rétroflexions.
A 13 ans	1	1	»
14	3	1	2
15	23	14	9
16	17	12	5
17	9	9	»
18	9	8	1
19	5	3	2
23	3	3	»

                              Age moyen :   Age moyen :
               un peu plus de 16 ans. 15 ans 1/2.

Il était curieux de rechercher le rapport entre les premières relations sexuelles et l'instauration.

Antéflexions. — Chez 7 malades, le coït précède l'instauration :

2 fois de .... 2 ans.
1 fois de 4
4 fois de 1

Chez 8 malades, le coït coïncide avec l'instauration ou la suit de près.

Sur les 35 autres malades, la défloration arrive :

2 fois 6 mois après l'instauration. | 2 fois 3 1/2 ans après l'instauration.
6   1 an   — | 4   4   —
2   18 mois — | 2   5   —
4   2 ans   — | 1   11   —
11   3   — | 1   12   —

Chez 19 malades atteintes de rétroflexions :

Les premières relations sexuelles

<pre>
Chez 1 malade, avaient précédé de 1 an l'instauration.
      1   —   de 2 ans   —
      1   —   de 4   —
      2 malades, avaient eu lieu la même année.
      4   —   1 an   après l'instauration.
      4   —   2 ans   —
      2   —   3   —
      1   —   4   —
      2   —   5   —
      1   —   6   —
</pre>

Ainsi, sur 70 malades atteintes de flexions, les relations sexuelles avaient précédé ou coïncidé avec l'instauration 20 fois. On voit qu'il faut accorder une certaine influence au coït, dans l'étiologie des flexions. Le coït s'exerçant sur des femmes incomplétement développées semble favoriser autant les antéflexions que les rétroflexions (16 sur 51, en comptant la femme non menstruée, et 5 sur 19 chez les femmes affectées de rétroflexion).

PROFESSIONS. — D'après M. Piachaud, certaines professions faciliteraient la déformation de l'utérus : d'après cet auteur, les marchandes des rues qui portent un éventaire sur l'abdomen, les femmes employées à des travaux grossiers, celles qui soulèvent des fardeaux, sont prédisposées aux flexions.

Notre relevé nous montre que les femmes qui travaillent debout, celles qui frottent des appartements, sont plus que les autres prédisposées aux inflexions utérines.

	Sur 51 antéflexions.	Sur 19 rétroflexions.	Total.
1° Femmes de peine.........	14	5	19
2° Blanchisseuses...........	8	3	11
3° Bonnes ou cuisinières	6	4	10
4° Lingères	5	3	8
5° Couturières	10	2	12
6° Fleuristes..............	1	1	2
7° Modistes	3	»	3
8° Polisseuses	2	»	2
9° Passementière..........	1	»	1
10° Giletière..............	1	»	1
11° Piqueuse..............	»	1	1
	51	19	70

On le voit, 40 de nos malades, femmes de peine, blanchisseuses, bonnes, appartiennent à des professions où les travaux sont pénibles et où la station verticale, des efforts violents, sont habituels. Presque toutes se livrent habituellement à la prostitution. Mais parmi les antéflexions, si l'on exclut les 28 femmes employées à des travaux rudes et grossiers, il nous en reste 32, sur lesquelles 25 avouaient courir les bals, faire des excès, et vivre habituellement de la prostitution, exceptionnellement du prix de leur travail. Sur les 19 rétroflexions, 12 ont fait des aveux analogues.

TEMPÉRAMENT. — Kiwisch a surtout insisté sur l'importance du tempérament lymphatique et chlorotique. Voici le tempérament et la constitution de nos malades :

	51 Antéflexions.	19 Rétroflexions.	Total.
Tempérament scrofuleux, constitution faible....	9	1	10
— lymphatique, — faible....	»	3	3
— lymphatique, — moyenne..	17	7	24
— lymphatique, — forte.....	6	1	7
— sanguin. — moyenne..	5	3	8
— sanguin — forte.....	14	4	18

On voit que l'opinion de Kiwisch se trouve vérifiée, car chez les femmes sanguines et fortes (19 antéflexions, 7 rétroflexions), la flexion utérine est consécutive à des gestations.

GESTATIONS. — C'est à Scanzoni surtout qu'il appartient d'avoir insisté sur l'influence des gestations coup sur coup, des grossesses gémellaires, sur l'absence de soins après la délivrance, sur la prompte reprise des occupations après l'accouchement ou l'avortement, sur l'importance de l'allaitement après l'accouchement. En rendant compte des résultats de sa pratique, je disais en 1855 : aux causes que nous venons d'énumérer, il faut joindre les grossesses coup sur coup, l'époque de l'accouchement, la durée de la gestation. Sur 253 grossesses qu'eurent 43 malades, on compta 12 accouchements prématurés et 44 avortements. C'est une opinion généralement répandue dans les classes inférieures, qu'un avortement est une chose plus simple qu'un accouchement à terme. Les accouchées gardent moins longtemps le repos après leur délivrance et reprennent des travaux pénibles et fatigants, avant que l'utérus soit reposé de la secousse qu'il vient d'éprouver et qu'il soit entièrement revenu sur lui-même. On comprend que le fond de cet organe, encore lourd, volumineux et engorgé, ait de la tendance à céder aux pressions du corset et aux influences de mouvements brusques et violents (*Gazette hebdomadaire*, 2 novembre, 1855, page 784).

Convaincu de l'importance des causes que je viens d'énumérer, j'ai soigneusement interrogé toutes mes malades, et voici les résultats que j'ai obtenus :

Sur 70 malades atteintes de flexions, 39 ont été mères, savoir :

24 malades atteintes d'antéflexion.
15 — — de rétroflexion.

Les gestations se distribuent comme suit :

	Cas.	Antéflexions.	Rétroflexions.
1 fausse couche....................	12	8	4
1 fausse couche et couche à terme.	2	2	0
1 fausse couche et 2 couches à terme.	1	0	1
1 seul accouchement à terme........	12	8	4
2 accouchements à terme..........	8	4 (*)	4
3 grossesses à terme en 4 ans........	1	1	0
4 grossesses à terme.............	2	1 (en six ans)	1 (**)
7 grossesses à terme en 12 ans....	1	0	1

Temps qui s'est écoulé entre deux gestations.

	Antéflexions.	Rétroflexions.	Total.
1 an........................	3 fois	6 fois	9
2 ans.......................	4	7	11
3 ans.......................	2	1	3
4 ans.......................	2	1	3

(*) L'une d'elles a été deux fois délivrée artificiellement.
(**) Deux de ces grossesses ont été gémellaires.

Quant aux femmes qui ont nourri, nous n'en trouvons que 2 parmi les antéflexions, et 5 parmi les rétroflexions.

ANTÉFLEXIONS. — L'une a eu 4 enfants et les a nourris tous es quatre. Le retour des règles s'est effectué après sept, huit, onze et dix mois. L'autre a eu 2 enfants et n'en a nourri qu'un. Le retour s'est fait treize mois après.

RÉTROFLEXIONS. — 5 mères ont nourri : l'une deux fois après deux grossesses normales, séparées par une fausse couche ; le retour s'est fait : après la première couche, un mois après l'accouchement, après la troisième, au bout de deux mois.

L'autre a eu 7 grossesses et n'a nourri que ses deux premiers enfants. Le retour, dans les deux cas, s'est produit six semaines après l'accouchement.

Les 3 autres n'ont eu qu'un accouchement : chez l'une, il fut suivi de pertes abondantes, le retour arriva six mois après ; chez les 2 autres, les menstrues se montrèrent à huit mois chez l'une, à sept mois chez la seconde.

Nous n'avons pas besoin d'insister sur l'importance de ce fait : 7 femmes sur 70 ont nourri. On sait l'influence de l'excitation mammaire sur la contraction de l'utérus, on sait combien les conceptions sont rares chez les nourrices ; on comprend donc que chez nos malades, qui n'ont point nourri, qui n'ont point eu le bénéfice de l'effet réflexe des nerfs mammaires sur l'utérus, cet organe ait dû rester volumineux. La congestion menstruelle périodique, véritable huile jetée sur le feu, est venue modifier les tissus de la matrice. En outre, les règles sont revenues plus rapidement que d'ordinaire. C'est ce que démontre le relevé suivant, qui indique le temps écoulé entre l'accouchement et le retour menstruel.

Retour menstruel après fausses couches.

Temps écoulé après la fausse couche.	Nombre des cas.	Antéflexions.	Rétroflexions.
15 jours après	5	3 (a)	2
3 semaines	4	4 (b)	»
1 mois	2	2	»
5 semaines	3	»	3
6 semaines	1	1	»

Retour menstruel après des couches à terme, le fœtus vivant, la mère ne nourrissant pas.

Temps écoulé depuis la fausse couche.	Nombre des cas.	Antéflexions.	Rétroflexions.
3 semaines	3	2	1
1 mois	1	1 (c)	»
5 semaines	2	2 (d)	»
6 semaines	8	5	3
2 mois	4	3 (e)	1
10 semaines	1	1	»
3 mois	1	1	»

Époque du retour menstruel dans les couches à terme, le fruit étant mort-né.

	Antéflexions.	Rétroflexions.	Total.
1 mois après l'accouchement	1	4	5
5 semaines —	3	»	3
6 semaines —	2	6	8
3 mois —	»	2	2
4 mois —	1	1	2

Durée de la gestation.

	Antéflexions.	Rétroflexions.	Total.
Fausses couches à 3 mois	4	1	5
— à 5 mois	1	1	2
— à 6 mois	4	3	7
— à 6 mois 1/2	1	»	1
Couches à terme à 35 semaines	14	7	21
— 36 semaines	12	14 (f)	26
— 37 semaines	»	2	2
— 38 semaines	1	2	3
	37	30	67

(a) Une malade a eu des pertes sanguines.
(b) Une malade a eu des pertes abondantes.
(c) Après accouchement artificiel.
(d) Une malade a éprouvé des pertes sanguines.
(e) Une malade a été attaquée de métro-péritonite.
(f) Deux couches gémellaires.

Résumé. — 24 mères dont l'utérus était en antéflexion ont eu 37 enfants : il y a eu 10 fausses couches avec 18 enfants mort-nés et 27 couches à terme. Dans ce dernier cas, 20 fœtus ont vécu, 15 n'ont pas été nourris et 5 ont été allaités par la mère. Dans 7 cas, le fœtus est venu à terme, mais mort-né.

Les 15 mères affectées de rétroflexion ont eu 32 enfants: 5 sont venus mort-nés après fausses couches, 27 sont venus à terme. De ces 27, 7 ont été nourris, 7 étaient vivants et non nourris par la mère, 13 étaient mort-nés.

Ces résultats sont concluants : après les fausses couches on remarque la rapidité avec laquelle les règles reviennent et la fréquence des métrorrhagies dans les suites de couches.

Il en est de même pour les accouchements à terme, lorsque la mère ne nourrit pas. Les suites de couches sont troublées. Enfin, la viabilité de l'enfant a encore son importance, puisque 39 mères affectées de flexions avaient eu 69 enfants, sur lesquels 35, plus de la moitié, étaient venus au monde mort-nés. L'utérus a beaucoup moins d'efforts à faire pour expulser un fruit mort-né ; de plus, sa membrane muqueuse se trouve dans un état spécial, qui se manifeste par une exfoliation plus complète. Le défaut d'excitation d'une part, cette desquamation épithéliale de l'autre, entraînent un état spécial de l'utérus, une véritable atonie et un ramollissement tout particulier. Au lieu de redescendre derrière les pubis dans les deux ou trois jours qui suivent l'accouchement, l'utérus semble paresseux ; je l'ai souvent trouvé dépassant de trois à quatre travers de doigt les pubis, mou, flexible, pouvant être refoulé. On comprend l'importance de ces conditions en ce qui touche la production des flexions; à cette époque, toutes les circonstances favorisant leur formation se trouvent réunies : l'hypertrophie de l'organe, l'engorgement des parois, le peu de résistance du parenchyme, les ligaments lâches et encore dilatés, la cavité utérine distendue soit par les caillots de sang, soit par la sécrétion purulente des lochies. L'excitation mammaire suite de l'allaitement n'a pas lieu, et les contractions utérines connues sous le nom de tranchées ne se manifestant que très incomplétement, il survient alors soit des hémorrhagies épuisantes, soit des métro-péritonites graves.

Il est une autre condition importante : c'est le peu de temps que les malades restent au lit après leur accouchement.

Ainsi sur 24 mères affectées d'antéflexions :

```
Après les fausses couches (10) la malade ne s'est pas couchée.   3 fois.
        Elle s'est couchée  1  jour...................   1
              —             2  jours .................   1
              —             5  jours .................   1
              —           1 5  jours .................   1
              —             1  mois .................   3
```

Dans les trois derniers cas, il y a eu une fois des pertes et deux fois des métro-péritonites graves.

Après les 27 couches à terme.

```
        La malade ne s'est pas couchée.................   2 fois
        Elle s'est couchée  2  jours...................   1
              —             4  jours...................   5
              —             6  jours...................   5
              —             1  semaine.................   8
              —           1 5  jours...................   2
              —             1  mois ...................   2
              —             2  mois ...................   1
              —             3  mois ...................   1
```

Dans les six derniers cas, l'évolution puerpérale a été troublée, soit par des douleurs aiguës de l'abdomen, soit par des pertes. Les renseignements sont insuffisants pour préciser le diagnostic.

Sur 15 mères dont l'utérus était en rétroflexion, 5 ont fait des avortements.

Après les 5 fausses couches, les malades ont gardé le lit :

1 fois   4 semaines, par suite de pertes sanguines.
1 fois 15 jours, par suite de pertes sanguines.
1 fois   8 jours.
1 fois   3 jours.

Après les couches à terme (25 dont 2 gémellaires), les malades ont gardé le lit :

1 fois............	2 jours.		9 fois..........	1 semaine.
1 fois...........	3		1 fois..........	10 jours.
4 fois...........	4		1 fois...........	15 jours.
3 fois..........	5		1 fois.........	3 semaines.
2 fois..........	6		2 fois.........	1 mois.

Enfin, la dernière ne s'est pas couchée.

(Les quatre dernières couches ont été suivies de suites de couches graves. Les deux couches gémellaires ont retenu un mois chacune la mère dans son lit.)

Ainsi, les cas de maladies exceptés, on voit combien peu de repos est accordé à la femme qui vient d'accoucher. Nos malades reprenaient des fonctions le plus souvent pénibles ; enfin, 34 mères sur 39 nous ont avoué avoir repris les relations sexuelles huit jours au plus après leur délivrance.

Nous espérons, par l'analyse, peut-être un peu fastidieuse de nos observations, avoir démontré, en ce qui touche l'étiologie des flexions, l'importance des soins après l'accouchement, et nous résumerons, dans nos conclusions, les relations qui existent entre les lésions puerpérales et les flexions utérines. A ces causes générales on en a ajouté quelques autres : c'est ainsi que Sommer (*Deutsche Klinik*, 1850, page 276) cite comme contribuant à la production des flexions, l'anémie, la rigidité des artères de l'utérus, les affections du cœur.

Parmi les maladies du système respiratoire pouvant prédisposer aux flexions, il faut tenir compte de toutes celles qui s'opposent à la circulation et provoquent l'hypérémie veineuse de l'utérus. Celles qui appauvrissent le sang en le privant de ses principes les plus essentiels, amènent, à la longue, l'anémie ; c'est ce que l'on remarque chez les malades affectées de tubercules. Scanzoni avait déjà cité un cas intéressant de jeune fille phthisique qui avait une antéflexion sans jamais s'en être plainte pendant sa vie. A l'Hôtel-Dieu, j'ai vu chez trois phthisiques de dix-sept, dix-neuf, vingt-trois ans, deux antéflexions sans adhérences et une rétroflexion peu marquée. Les deux premières avaient un col volumineux, mais n'avaient pas fait d'enfants; la troisième avait fait une fausse couche. Citons enfin les maladies qui modifient les mouvements respiratoires d'une manière brusque, violente et fréquente (toux, asthme, etc.), circonstances qui augmentent momentanément et subitement la pression des intestins sur l'utérus.

Parmi les affections du système respiratoire, il faut noter celles qui provoquent l'amaigrissement, qui produisent des accidents augmentant la pression intestinale sur les organes génitaux (vomissement, météorisme, ascite, constipation), soit par les contractions du diaphragme, soit par celles des muscles abdominaux, soit par les deux actions combinées. De plus, toutes les altérations viscérales qui compriment la veine cave inférieure, l'une ou l'autre des iliaques communes, la veine porte, etc., circonstances provoquant une stase et une hypérémie veineuses, un état œdémateux de la matrice et un ramollissement de son parenchyme, prédisposent aux flexions. Les affections du foie (cirrhose, hydatides, dégénérescences, etc.) qui, comprimant ou oblitérant la veine porte, empêchent la circulation veineuse abdominale, peuvent ainsi amener la congestion utérine; enfin notons aussi la péritonite partielle, sur laquelle nous reviendrons tout à l'heure.

Mentionnons certaines affections du système nerveux. Sommer parle de deux hémiplégiques affectées de rétroflexions. La première avait le *tabes dorsalis :* elle avait eu plusieurs enfants. On l'examina à l'occasion d'accidents dysménorrhéiques revenant tous les mois et suivis de métrorrhagies. La seconde malade était anémique, avait eu plusieurs enfants et s'était toujours trouvée dans des circonstances hygiéniques fâcheuses : elle avait des tubercules des vertèbres dont la suppuration avait amené l'hémiplégie et l'inflexion des premières vertèbres dorsales. Elle souffrait d'aménorrhée, de constipation et d'ischurie (*loc. cit.*, page 276).

CAUSES DÉTERMINANTES ET MÉCANISME.

On a beaucoup discuté sur le mécanisme des flexions. Nous allons examiner les opinions émises, soit en France, soit à l'étranger. On admet généralement que les flexions congénitales sont le résultat d'un arrêt de développement, d'un raccourcissement d'un des ligaments utérins, d'adhérences, suites de péritonites partielles. Comme nous n'avons pas vu un grand nombre de ces lésions, que leur pathologie est peu importante, nous ne nous étendrons pas sur ce point.

Étudions les causes des flexions qui se produisent à l'époque de la nubilité.

D'après M. Velpeau (*Leçons cliniques de la Charité*, rédigées par Ch. Pajot, 1845, *Gazette des hôpitaux*), les causes mécaniques n'agissent sur l'utérus que s'il présente dans son tissu une modification qui le prédispose à cette déformation. Dans les efforts violents, l'utérus est sollicité à se plier sur lui-même : il est comprimé de haut en bas, entre le plancher périnéal, qui résiste, et les viscères abdominaux, refoulés par l'action musculaire qui agit comme puissance. Si le col a conservé sa mobilité, l'utérus se dévie en totalité (versions); si, au contraire, le col est fortement fixé, c'est une inflexion qui se produit.

Or le col peut être fixé par des cicatrices vicieuses du vagin, par des adhérences péritonéales. Nous avons vu que d'ordinaire il peut descendre de 2 à 3 centimètres.

Nous avons vu plusieurs cas de cicatrices du vagin, et nous en citerons un exemple qui semble avoir produit une rétroflexion.

Rockwitz en cite aussi dans sa dissertation (*Verhandl. der Berliner Gesellschaft für Geburtsh.*, vol. V, page 92). Le plus grand nombre des flexions ne présentent pas ces lé-sions.

Kiwisch (*Die Krankheiten der Gebärmutter*, Prag., 1851, 1er volume, page 101) trouve les conditions étiologiques des flexions dans le ramollissement des tissus de l'utérus et dans l'allongement de son diamètre longitudinal : circonstances qui se rencontrent réunies au moment des suites de couches. A cette période, la matrice est modérément infléchie en avant, flexion qui disparaît ordinairement d'elle-même par l'évolution régressive de cet organe, mais qui, dans quelques cas malheureux, peut persister. Pour la rétroflexion, il faut admettre des actions puissantes, comme un grand effort des parois abdominales, une chute sur le siége, etc.; ces causes agissent surtout après l'accouchement et l'avortement. Dans certains cas, l'utérus a été ramolli par suite de blennorrhagies chroniques et d'hémorrhagies abondantes, par un état d'atonie constitutionnelle des tissus, par la chlorose. L'incurvation augmente; les liquides, ne pouvant franchir l'orifice, s'accumulent et distendent la cavité utérine, et la flexion se produit.

Rokitansky (cité par Kiwisch, *loc. cit.*, 1851, page 96) avait signalé le développement exagéré d'une des deux parois de l'utérus, comme produisant les flexions de la puberté.

M. Cusco (1853) a développé cette idée : il a expliqué par un développement incomplet l'antécourbure physiologique de la puberté. Normalement, cette incurvation doit disparaître lorsque le corps utérin est entièrement développé, lorsque, pour ainsi dire, il s'est équilibré.

Dans de nouveaux travaux, Rokitansky et Virchow ont trouvé la cause des flexions, l'un dans l'utérus lui-même, l'autre en dehors de cet organe.

Voici l'opinion du célèbre professeur de Vienne (*Anat. patholog.*, vol. III, page 457) : La flexion, qu'elle se fasse en avant ou en arrière, se produit à l'endroit où le col finit et où le corps commence, dans le point désigné généralement sous le nom d'orifice interne du col. Le tissu épais qui forme le col utérin, le stratum constitué par une épaisse couche de tissu conjonctif, s'amincit et se prolonge dans la cavité du corps utérin, où il devient le tissu conjonctif sous-muqueux de la muqueuse utérine. Quand on fend un utérus normal par le milieu, on voit que ce stratum, solide, résistant, ne cesse pas brusquement au niveau de l'orifice interne : il se continue dans le corps de l'utérus et lui donne sa consistance ; il est surtout marqué à la paroi postérieure de la matrice. C'est pour ainsi dire la carcasse de l'utérus : quand cet organe est modifié dans sa forme, dans l'antéflexion par exemple, on trouve ce stratum très altéré ; la muqueuse utérine a subi un travail de prolifération, elle est d'un brun rouge, d'un gris d'ardoise ; les glandes utérines ont augmenté de volume : il s'est formé des œufs de Naboth ; le stratum est ramolli et perd sa rigidité et sa résistance normales. Il cède à la hauteur du col. Les antéflexions sont très communes, parce que l'utérus est normalement incurvé en avant, et parce que le stratum de tissu conjonctif est plus mince en avant qu'en arrière.

Quand la flexion s'est faite, la fibre musculaire qui constitue les parois utérines disparaît, et est remplacée par un tissu résistant, ressemblant au tissu cicatriciel.

Pour Virchow (*Gesammelte Abhandlungen.* vol. II, p. 822),

les flexions se forment d'une manière mécanique et dépendent du mode de fixation de l'utérus. Tout le col, à l'exception de la portion vaginale, est fixé par le tissu conjonctif aux parties environnantes, et spécialement à la paroi postérieure et inférieure de la vessie. Le col étant repoussé par une force quelconque, la vessie devra le suivre; mais si la vessie est fixée, si elle est remplie, distendue par l'urine, elle ne cédera que fort peu, et l'on peut dire, d'une manière générale, qu'elle modifiera la position du col.

Les attaches de l'utérus (ligaments larges et ronds), la position du col, la situation des parties voisines (de la vessie en particulier), déterminent la position de l'utérus. Toutes les fois que les ligaments lui permettront de reculer d'avant en arrière, la réplétion de la vessie le refoulera en arrière, l'effort des intestins portera sur l'espace compris entre le fond de l'utérus et la face postérieure convexe de la vessie.

Les inflexions se produisent chaque fois que les attaches de l'utérus ne lui laissent pas la mobilité nécessaire pour reculer d'avant en arrière. Ainsi l'antéflexion se forme, lorsque le fond de l'utérus est fixé de façon à ne pouvoir reculer quand la vessie est distendue. Les inflexions sont le plus souvent la suite de péritonites partielles, qui attachent solidement, par des fausses membranes, l'utérus à la vessie, au rectum, aux fosses iliaques, aux trompes, aux ovaires, etc. L'orifice interne étant le point le moins résistant, cédera d'abord, et la flexion se produira dans le sens où l'utérus est fixé. Souvent aussi le raccourcissement des ligaments normaux provoque les flexions.

Ainsi, pour Virchow, la lésion primitive n'est pas dans l'utérus, mais bien dans les moyens de fixation de cet organe, qu'ils soient normaux ou pathologiques. Aussi le professeur de Berlin nie-t-il qu'une modification primitive des tissus préexiste à la flexion dans le point où s'infléchit l'utérus. Il se trouve ici en contradiction avec Rokitansky et Scanzoni : au premier il répond que ce n'est ni la muqueuse, ni le tissu conjonctif sous-muqueux qui supportent l'utérus, c'est le parenchyme, le tissu musculaire et les vaisseaux. Le corps est plus riche en vaisseaux et en muscles lisses : le col est spécialement formé de tissu fibreux.

Répondant à Scanzoni, Virchow admet la possibilité d'une dégénérescence graisseuse au point de l'inflexion, mais il déclare qu'elle sera toujours consécutive et de longtemps postérieure à la déformation utérine ; l'examen de l'orifice interne lui a démontré, chez de jeunes sujets, qu'en ce point, le tissu conjonctif, les trabécules musculaires et les vaisseaux sont complétement intacts : la coupe transversale des fibres élastiques fines a pu produire une illusion d'optique et faire croire à une dégénérescence graisseuse.

Résumons toutes les causes auxquelles les auteurs ont attribué la production des flexions utérines.

Pendant l'enfance : compression par les intestins de l'utérus ramolli ; raccourcissement des ligaments (Virchow), vice de conformation, arrêt de développement, adhérences.

A l'époque de la puberté : développement irrégulier d'une des parois de l'utérus qui l'emporte sur l'autre (Rokitansky, Cusco).

A l'époque de la nubilité : ramollissement et hypertrophie de l'utérus (Kiwisch), catarrhe chronique (Rokitansky), métamorphose graisseuse (Scanzoni) ; péritonites pelviennes primitives et recul vésical (Virchow) ; adhérences du col et du vagin (Velpeau, Rockwitz, Picard) ; érection utérine pendant la période menstruelle ; corps utérin vasculaire dilaté par du sang pendant la menstruation, se vidant, revenant sur lui-même, retombant en avant, après l'érection (Rouget,

Picard) ; coït développant le col et élargissant un cul-de-sac (Aran, Picard) ; compression intestinale, efforts, traumatismes variés, soit pendant les règles, soit après l'avortement, soit après l'accouchement (tous les auteurs, et Velpeau le premier).

Notre séjour à Lourcine nous a fait restreindre un peu l'interprétation de notre aimé maître M. Virchow. Il pense que les adhérences péritonéales sont le plus souvent primitives ; que le recul de la vessie force l'utérus à s'infléchir lorsque son fond est fixé par des brides et des adhérences à la paroi abdominale antérieure. Nous avons vu le plus grand nombre de nos antéflexions devenir irréductibles à la suite de péritonites pelviennes : mais la plupart de nos malades avaient préalablement une antéflexion sans adhérences. Aussi avonsnous repris les expériences sur le cadavre, et sommes-nous arrivé à des conclusions un peu différentes de celles de M. Virchow.

Première expérience.—1° Femme de vingt-deux ans, nullipare. Utérus rigide, longueur, 6 centim.; col, 2 cent. et demi. Les intestins sont enlevés. Le canal de l'urètre est isolé et l'on y introduit une seringue. Le rectum est bourré d'étoupes. La vessie est graduellement distendue. Elle se porte d'abord en arrière. Le toucher fait reconnaître que le col, qui était dans l'axe du vagin, s'est redressé de telle sorte, que le doigt tombe d'abord sur la partie supérieure de la lèvre antérieure. Le corps utérin n'a pas bougé. On injecte un peu plus de liquide dans la vessie. Le corps de l'utérus est repoussé en arrière. Distension forcée : la vessie s'élève, dépasse l'utérus, sort du petit bassin et presse sur le corps de l'utérus, qui est porté en arrière, et lorsque le rectum est débarrassé des étoupes, elle l'incline entre les replis de Douglas. La vessie vidée, l'utérus se redresse et le col revient à sa première position.

2° Femme de quarante ans, ayant eu des enfants. Utérus,

7 centimètres et demi ; col, 22 millimètres. L'utérus est mou. Intestin enlevé. Vessie moyennement distendue ; corps et col refoulés en arrière. Distension forcée : l'utérus se couche en arrière, le col se porte en avant. Si l'on tend les ligaments larges, très ramollis, l'utérus prend une forme curviligne qui répond à celle de la face postérieure de la vessie. Les ligaments relâchés, la vessie vidée, l'utérus reste couché dans le cul-de-sac utéro-rectal.

3° Femme de dix-neuf ans, multipare. Utérus, 5 centim. et demi ; col, 2 centim. et demi.

L'utérus est fixé par un fil de soie à la paroi abdominale antérieure. Distension moyenne de la vessie : le col est refoulé en arrière. Distension forcée : le fil est tendu par la vessie, le corps de l'utérus bascule en avant, le col est sur le rectum. La vessie s'élève de chaque côté du fil, et finit peu à peu par redresser l'utérus qui est refoulé en arrière, mais qui ne se modifie pas dans sa forme.

De ceci nous concluons : La distension modérée de la vessie a pour résultat de porter en arrière le col de l'utérus. La distension exagérée tend à refouler le col en bas et en arrière et l'utérus dans le cul-de-sac recto-utérin. Les adhérences de l'utérus en avant tendraient plutôt à former une antéversion qu'une antéflexion.

Notons aussi, en passant, un fait assez important. En se développant, la vessie s'interpose entre le cul-de-sac péritonéal et le cul-de-sac vaginal : quand la vessie acquiert un degré extrême de distension, l'utérus est attiré en bas par son col, fortement fixé à la portion inférieure de la vessie ; en même temps, la vessie repousse en haut le péritoine, qui, comme nous le savons, se réfléchit de la vessie sur le corps utérin, au niveau de l'orifice interne du col. Nous avons donc deux forces agissant sur l'utérus, l'une tendant à le porter en haut et en avant, l'autre l'attirant en bas et en avant. On comprend que la résultante de ces deux forces portera sur l'utérus à l'union du col et du corps, c'est-à-dire au niveau de l'orifice interne. Or, ce point de l'utérus est rétréci ; la paroi antérieure est fort mince ; la paroi postérieure est moins épaisse à la hauteur de l'orifice interne que dans le reste du corps. Cet endroit sera donc disposé à céder, surtout si une troisième force vient comprimer l'utérus.

Cette force, le plus souvent, sera la pression intestinale, augmentée par l'effort musculaire et agissant d'une manière violente, brusque, inopinée. Dans la station verticale, la compression intestinale agira sur l'utérus de haut en bas, d'arrière en avant. La contraction des muscles abdominaux balancera l'effort du diaphragme, et la résultante de ces deux actions tendrait à suivre la direction indiquée par une ligne allant de l'ombilic au milieu de la vulve. Si les intestins s'accumulent dans le cul-de-sac vésico-utérin, ils remplissent aussi le cul-de-sac utéro-sacré. Dans la position verticale, ils tendront à pousser le corps de l'utérus contre le pubis, vu l'inclinaison du bassin, la forme normale de l'utérus, et la résistance qu'opposeront les ligaments.

Si la femme est couchée sur le dos, l'utérus aura toute espèce de tendance à se porter en arrière ; mais le col, retenu par ses adhérences à la face postérieure de la vessie, ne saurait suivre le corps. Enfin, si la femme est couchée sur le ventre, l'utérus s'appliquera derrière la vessie et tendra à se mouler sur ce viscère. Dans la position accroupie, l'effort portera sur le seul corps utérin : si l'impulsion est dirigée d'avant en arrière, elle tendra à faire basculer la matrice dans le cul-desac utéro-sacré ; si l'impulsion agit de haut en bas, elle fléchira le corps de la matrice dans le cul-de-sac vésico-utérin.

L'effort sera d'autant plus considérable, que la cavité pectorale sera plus rétrécie : l'utérus subira cet effort d'une manière d'autant plus sensible, qu'il sera plus développé, plus flexible ou plus ramolli.

A propos des causes prédisposantes, nous avons longtemps insisté sur les suites de couches et sur les troubles de la menstruation. Nous croyons avoir démontré l'influence de ces circonstances sur la production des flexions. Outre l'augmentation de volume que les parois et les cavités utérines subissent physiologiquement, il y a des causes pathologiques dont il faut tenir compte : en première ligne, la pelvi-péritonite. Le péritoine s'enflamme, soit par suite d'épanchement du flux menstruel dans la cavité pelvienne, soit par extension de l'inflammation de l'utérus. A l'époque des modifications physiologiques de l'utérus, il est fréquent de voir les malades prises d'une vive douleur, suivie de frissons. Le ventre devient sensible, il se ballonne; les culs-de-sac sont pris, c'est une pelvi-péritonite qui se développe. Qu'elle soit puerpérale ou menstruelle, elle établit des adhérences anormales entre l'utérus, ses annexes, et les parties qui se trouvent dans la cavité pelvienne, intestins, parois du bassin, rectum, vessie. Les fausses membranes donnent à l'utérus une fixité que le toucher fait reconnaître; il est impossible de le soulever, de l'incliner à droite ou à gauche, de le faire descendre. Tantôt les intestins participent à cette altération, tantôt ils y restent étrangers. Souvent il se forme un véritable paquet dans lequel trompes, ovaires, utérus, intestins, sont englobés dans un lacis de fausses membranes. C'est alors que, d'après M. Virchow, la vessie, refoulant l'utérus en arrière et ne pouvant vaincre les résistances opposées par les adhérences qui fixent le corps utérin en avant, produira une flexion. De plus, d'après le célèbre anatomo-pathologiste, les fausses membranes, se rétractant, incurveront et fléchiront la matrice, et la flexion se produira au point qui offre le moins de résistance.

A ces causes ajoutons les modifications suite de la congestion menstruelle (augmentation de volume), celles qui suivent l'accouchement (le retrait physiologique); enfin les conditions intérieures qui facilitent la flexion en ramollissant l'utérus, en obstruant le canal du col, en retenant dans la cavité du corps utérin des liquides physiologiques ou pathologiques. Quand il n'y a pas d'hypertrophie physiologique, un traumatisme peut produire une péritonite partielle, et fixer l'utérus, le plus souvent en avant. Mais il faut bien distinguer la péritonite partielle primitive qui fait la flexion dans certains cas, de la péritonite partielle secondaire qui fixe une flexion préexistante. L'observation suivante, citée pour démontrer que la péritonite partielle précède et provoque la flexion, est au moins discutable.

Antéflexion de l'utérus, suite d'adhérences péritonéales : femme de quarante ans, morte des suites d'une opération.

Nombreuses adhérences dans le bassin : en arrière de l'utérus, entre sa face postérieure et le rectum, on trouve une adhérence très lâche et très mince. L'extrémité libre de la trompe gauche et l'ovaire correspondant se trouvent collés contre la face postérieure de l'utérus. Du côté droit, la trompe et l'ovaire sont intimement appliqués contre le péritoine pariétal. En avant de l'utérus, on trouve une large bride, assez mince, formée de tractus cellulo-fibreux : elle part de la face antérieure de l'utérus, à 1 centimètre environ au-dessus de son bord supérieur ; sa largeur est de 3 à 4 centimètres, elle se dirige transversalement en avant pour se fixer au péritoine pariétal, au niveau du bord supérieur de la symphyse pubienne ; cette lame est assez résistante, quoique mince, et ne cède pas à la pression : elle est placée comme une espèce de pont, au-dessous duquel on voit le cul-de-sac utéro-vésical du péritoine. La vessie est petite et refoulée derrière la symphyse du pubis.

L'utérus présente une inflexion au niveau de la réunion du corps et du col. Celui-ci a conservé la direction normale, c'est-à-dire que son orifice regarde directement l'axe du vagin ; la direction du museau de tanche est telle, que son fond regarde le pubis, de façon que la face postérieure est devenue supérieure, que la face antérieure est devenue inférieure. L'organe a la forme d'une cornue : il a 6 centimètres; sa consistance est bonne partout. (Piachaud, thèse, Paris, 1852, p. 75.)

Cet exemple est pourtant sujet à critique. D'abord c'est une autopsie, et les détails manquent complétement sur le genre d'affection qui a produit cette large bride, placée comme un pont entre l'utérus et le péritoine. Je comprends difficilement qu'une pelvi-péritonite ait pu former cette bride en ce point, sans que les intestins qui se trouvaient dans ce même cul-de-sac en aient ressenti quelques atteintes. Ne serait-il pas plus probable que la pelvi-péritonite a fixé un utérus antéfléchi primitivement? Alors il se pourrait que les intestins éloignés du cu-lde-sac vésico-utérin, et se trouvant *sur* et non *sous* le pont, n'aient pas été enlacés dans les fausses membranes. Du reste, l'auteur ne nous dit pas si les intestins étaient sains ou non ; le doute est au moins permis. Quant à nous, Lourcine nous a fourni 51 antéflexions bien nettes : 9 fois l'utérus était irréductible au moment où la femme entrait à l'hôpital, et 14 fois il est devenu irréductible sous nos yeux. Il était possible de redresser les autres flexions avec la sonde utérine ; on sentait fort bien que l'utérus était libre d'adhérences et plus ou moins mobile : il ressemblait à du carton que l'on a souvent replié sur lui-même; on le soulevait, mais il retombait dès que la force qui le relevait cessait d'agir.

A l'époque de la menstruation, les actions extérieures peuvent agir plus activement sur la matrice: celle-ci augmente de volume, de poids, elle se redresse ; en même temps, tout le système musculaire qui entoure les organes de la génération est contracté; la cavité du corps est remplie de sang, tandis que le col est fort peu soumis à cette érection menstruelle. Que l'orifice interne, cette *pars minoris resistentiæ*, soit obturé et qu'un effort comprime le corps utérin, la flexion se produira aisément.

C'est aussi pendant la menstruation, et à l'occasion des troubles que la difficulté de l'excrétion du flux menstruel amène, que se produisent ces affections désignées par M. Arau sous le nom caractéristique de *périmétrite*, et qui consistent en pelvi-péritonites, en tumeurs des culs-de-sac, du ligament large. En un mot, la périmétrite comprend les affections qui rendent fixe et irréductible la position de l'utérus vicieuse, il est vrai, mais jusque-là susceptible de réduction.

Enfin, après la gestation, l'utérus peut conserver un volume anormal : sa cavité peut avoir 8 à 9 centimètres Sa consistance est molle, il suit tous les mouvements qu'on lui imprime. Quand la femme est debout, on sent en avant, au-dessus des pubis, la matrice dilatée et flasque : elle comprime la vessie et provoque même souvent une miction involontaire. Si la malade se rejette brusquement en arrière, elle accuse tout à coup un sentiment de pesanteur sur le périnée et une envie illusoire de défécation. Si elle saute à pieds joints, elle se plaint d'une sensation de pesanteur dans l'abdomen et d'une vive douleur dans les aines. Tant que la péritonite ne vient pas fixer l'utérus dans une de ces positions anormales, on ne peut dire qu'il y ait flexion entraînant de graves troubles dans la santé de la malade. C'est un état *indifférent :* l'utérus reviendra sur lui-même peu à peu, et sa forme ne sera modifiée que s'il s'est formé des adhérences pendant cette période.

J'excepte les cas où l'utérus, fléchi avant la gestation, reprend après l'accouchement sa flexion primitive. Il faut

encore faire abstraction des cas où le fond restant seul très
volumineux, la rétroflexion a lieu sans adhérences. Mais alors
la guérison est possible, souvent même facile. En un mot, et
pour me résumer : les seules flexions graves sont celles qui,
par suite d'adhérences sont irréductibles ; celles qui peuvent
devenir graves, sont les flexions fixes, les flexions dans lesquelles le *corps tend* à revenir toujours dans la même inclinaison anguleuse par rapport au col.

CHAPITRE III.

SYMPTOMES.

A son début, la flexion est une difformité plus ou moins gênante : quand elle existe depuis longtemps, elle occasionne toujours des altérations dangereuses du tissu utérin ; quand elle trouble l'ovulation et la menstruation, c'est une affection terrible qui peut rendre la femme stérile et mettre sa vie en question.

Les symptômes peuvent être divisés en accidents locaux et troubles fonctionnels.

Les symptômes locaux peuvent être perçus, soit par la malade, soit par l'exploration.

Les malades, il faut le dire, se plaignent peu du côté de l'utérus : il est rare que le médecin soit amené par la malade à supposer une flexion utérine. L'examen est donc nécessaire et seul peut produire des résultats positifs.

Le *toucher* donne les meilleurs signes. Examinons ses résultats dans l'antéflexion. On sent dans le cul-de-sac antérieur une tumeur dont le volume varie depuis celui d'un œuf de poule jusqu'à celui d'une grosse poire. Si l'on suit la voûte vaginale et si l'on déprime le cul-de-sac antérieur, on sent une tumeur lisse, résistante, élastique, que l'on peut soulever, et qui le plus souvent retombe et reprend sa position dès qu'on l'abandonne à elle-même ; cette tumeur est généralement ovoïde, elle glisse devant le doigt explorateur, possède une sensibilité spéciale, et dans quelques cas est douloureuse à la pression. Au moment des règles, cette tumeur devient plus lourde, plus sensible. Le vagin est plus chaud, et l'on ne peut imprimer des mouvements à la tumeur sans réveiller des douleurs vives, de véritables sensations de brûlure, de fer rouge, de tiraillements s'irradiant dans les aines, dans les lombes. A cette époque, un besoin d'uriner se manifeste dès qu'on soulève l'utérus, et bien souvent la malade ne peut retenir son urine, surtout si l'on comprime fortement la tumeur formée par l'utérus et dont le refoulement soulève le bas-fond et la paroi postérieure de la vessie.

Le plus souvent, lorsque la flexion est prononcée et sans adhérences, le corps utérin est mobile. Mais il est une disposition qu'il faut connaître, c'est l'adhérence du corps utérin. Le doigt sent alors des tractus fibreux plus ou moins nets, surtout des indurations dans les culs-de-sac latéraux. La tumeur formée par l'utérus n'est plus aussi régulière, les mouvements qu'on lui imprime sont très limités ou nuls ; toutefois, en pressant fortement, on peut toujours soulever en masse l'utérus ainsi fixé. Quand la pelvi-péritonite a envahi tous les culs-de-sac, on trouve l'utérus fixé, immobile, comme enclavé, et il est fort difficile, le plus souvent impossible avec le toucher vaginal seul, de découvrir la position du corps.

Quelquefois le corps de l'utérus regarde directement le pubis, et il faut déprimer fortement les parois vaginales pour percevoir la tumeur. C'est alors que le palper abdominal est un utile auxiliaire.

Le col est tantôt dirigé dans l'axe du vagin, tantôt il s'appuie sur la paroi inférieure de ce conduit. On sent la portion vaginale, on la suit, et l'on voit, en appuyant sur les culs-de-sac latéraux, que la tumeur antérieure se continue avec le col. Au point de jonction du col et du corps, on sent souvent une dépression, un sillon linéaire qui indique le point d'inflexion. Souvent ce sillon est arrondi, parfois il est net, tranché. On sent alors la position de l'utérus, et l'on peut distinguer s'il a la forme d'un cornichon, d'une cornue, d'un fer à cheval ; s'il est replié sur lui-même à angle obtus, droit, aigu ; enfin, si son fond se rapproche de son col. Le col est mobile en général ; il est mobile même dans certains cas où le corps utérin est fixé. En appuyant sur le col, on fait exécuter un mouvement de bascule à l'utérus. Mais un fait qu'il m'a souvent été donné de vérifier, c'est la possibilité, dans la grande majorité des cas, de faire mouvoir le col, dont la position change du reste avec celle de la femme. Si l'on examine la malade couchée et qu'on la fasse se lever peu à peu, on verra la position du col se modifier. Dans l'antéflexion, quand on enfonce brusquement le spéculum, on voit le col se porter en arrière, s'appuyer sur le cul-de-sac postérieur, puis être refoulé dans la concavité sacrée, où il est quelquefois presque aussi difficile à trouver qu'à la fin de la grossesse. La tumeur du cul-de-sac antérieur s'abaisse alors, et vient faire saillie dans le vagin en refoulant la paroi antérieure. Quand le col est volumineux et que les culs-de-sac sont peu vastes, les mouvements sont très limités, mais la mobilité du col est la règle. C'est surtout au moment de la menstruation que le col est ramolli, mobile, sans direction fixe. Chez les femmes scrofuleuses, le col est énorme ; la lèvre antérieure, bouffie, sillonnée, boursouflée dans l'antéflexion, fait une saillie telle, que la lèvre postérieure se perd dans le cul-de-sac correspondant. J'ai vu des malades chez lesquelles le spéculum cylindrique n° 3 était entièrement obstrué par la lèvre antérieure : ce qui représente un diamètre de 3 centimètres et demi. Chez d'autres femmes au contraire, le col est allongé, fusiforme et comme appliqué sur la paroi supérieure du vagin. Le cul-de-sac postérieur est très large et très profond ; cette modification est surtout sensible chez les femmes qui n'ont pas eu d'enfants, qui se sont livrées très jeunes au coït et qui en abusent. Le cul-de-sac antérieur est rarement amplifié de la sorte. Chez aucune de nos malades il ne nous a été donné de constater cette dernière modification.

Sur nos 51 malades affectées d'antéflexion, nous avons trouvé le col sain et normal dans 8 cas. Dans 28 cas le col était volumineux : 17 fois l'augmentation de volume portait sur la seule lèvre antérieure ; 11 fois les deux lèvres étaient volumineuses. L'état de l'orifice externe du col présente aussi des modifications importantes à étudier et faciles à constater par le toucher digital. Le plus souvent le col est ouvert : chez les nullipares, cette ouverture est en général circulaire, facilement dilatable ; chez les femmes qui ont eu des enfants, le col est béant, déchiqueté, irrégulier. Dans l'antéflexion, la lèvre antérieure forme une saillie arrondie et un peu aplatie, l'orifice est elliptique, les coins sont déchirés. La lèvre postérieure existe à peine, les bords sont comme frangés ; on sent çà et là des noyaux indurés : l'index peut dans quelques cas s'enfoncer dans le col, où s'introduit la troisième phalange tout entière. Quand on est habitué au toucher, on peut distinguer des granulations, quelquefois des ulcérations ; mais le spéculum est nécessaire pour apprécier les érosions et les desquamations épithéliales.

Dans la rétroflexion, on sent dans le cul-de-sac postérieur une tumeur qui présente les mêmes caractères que celle que nous venons de décrire dans le cul-de-sac antérieur pour l'antéflexion. Ici on sera souvent induit en erreur par les matières fécales accumulées dans le rectum. Il est fort essentiel de savoir reconnaître cette complication : en général, les fèces, senties à travers le vagin, forment une tumeur irrégulière, inégale, non élastique, mal déterminée ; la tumeur peut être mobile, mais elle est trop longue pour être l'utérus. Cette tumeur forme un cône dont la base reposerait dans la concavité sacrée et dont le sommet se trouverait vers l'orifice du vagin : le plus souvent on peut les comprimer, les refouler ; du reste le toucher rectal empêcherait toute erreur. Mais souvent les fèces sont accumulées dans la concavité sacrée, et l'on croit que le cul-de-sac postérieur est induré. Cette cause d'erreur sera évitée par la pratique et l'habitude ; mais il est bon de la signaler à ceux qui n'ont pas touché beaucoup de femmes. Dans la rétroflexion surtout, où la constipation est ordinaire, il faut se tenir sur ses gardes. Recommandons aussi de bien sentir le point où se fait l'inflexion ; il faut s'assurer que la tumeur se continue avec l'utérus, rechercher si elle est formée par la matrice seule ; car dans les replis de Douglas on peut trouver un grand nombre de tumeurs, et c'est surtout sur la face postérieure de l'utérus que les corps fibreux se développent.

Dans les rétroflexions, le col présente une certaine inégalité dans ses deux lèvres : la postérieure est plus volumineuse, plus saillante, plus souvent sillonnée que l'antérieure. Sur nos 19 rétroflexions, le col a été sain et normal 3 fois, 15 fois augmenté de volume ; 7 fois la seule lèvre postérieure était hypertrophiée ; 9 fois les deux lèvres étaient plus volumineuses qu'à l'état normal. Le col est mobile, le plus souvent porté en haut et en avant. Il vient quelquefois s'arc-bouter derrière les pubis. Notons encore que dans les rétroflexions, le sillon qui sépare le col du corps utérin est moins marqué. C'est une courbe plutôt qu'un angle : la matrice est recourbée plus souvent que fléchie. L'état du rectum influe beaucoup sur sa forme : lorsque le rectum est anormalement rempli de fèces, il y a très peu d'espace entre le col et la tumeur utérine qui remplit le cul-de-sac postérieur. Cette distance est beaucoup plus grande dès que l'intestin est vidé. L'utérus est comme relevé par les replis de Douglas. Comme sensation, la tumeur utérine semble beaucoup plus volumineuse en arrière qu'en avant. Cela tient peut-être au plus de largeur du cul-de-sac utéro-rectal. Cela vient peut-être aussi de ce que les rétroflexions sont beaucoup plus fréquentes après des grossesses qui augmentent le volume de l'utérus, après les modifications des parois utérines, qui en augmentent l'épaisseur.

En résumé, dans l'antéflexion, l'utérus et le col semblent se trouver plus élevés que dans la rétroflexion : dans ce dernier cas, tout l'utérus semble abaissé, et presque toujours, lorsque la flexion a duré longtemps, on la voit se changer en rétrover-sion. Il est beaucoup plus rare de voir l'antéflexion se transfor-mer en antéversion.

Le palper abdominal employé seul donne des résultats peu satisfaisants. On ne sent pas l'utérus derrière le pubis. Mais il faut tenir compte de la difficulté qu'on éprouve à sentir un utérus normal lorsque les parois abdominales sont résistantes. En conbinant le palper abdominal avec le toucher vaginal, on sent fort nettement la portion du corps de l'utérus qui se trouve dans les culs-de-sac, on reconnaît le volume de la matrice, on s'assure de sa forme, on acquiert la certitude de la continuité du corps avec le col. Ces deux modes d'examen combinés sont suffisants pour vérifier l'état des ligaments larges, quelquefois de l'ovaire et de la trompe, et toujours ils donneront l'éveil sur la présence de tumeurs siégeant dans les culs-de-sac. Pour pra-tiquer convenablement ce mode d'investigation, il faut mettre la femme dans le décubitus dorsal, les jambes fortement flé-chies, les talons ramenés près des fesses, le siége relevé.

Dans l'antéflexion, le toucher rectal donne peu de rensei-gnements. Il est presque toujours possible de sentir le col ; de plus, les tumeurs du cul-de-sac utéro-rectal seront reconnues. Les adhérences péritonéales, si fréquentes dans ce point, seront plus évidentes, surtout si l'on combine les deux touchers. Enfin l'angle de flexion peut quelquefois être nettement perçu en fai-sant coucher la femme sur l'abdomen, et en suivant le col à travers la paroi rectale, au moyen du doigt introduit dans le rectum.

Mais c'est dans la rétroflexion surtout que le toucher rectal

est indispensable. On sent par le rectum toute la face postérieure de l'utérus; on peut la suivre, la parcourir, la soulever;
si l'on touche par le vagin en même temps, il est très aisé
d'imprimer à la matrice des mouvements de bascule, de vérifier l'angle de flexion, de constater, en un mot, tous les détails de la position vicieuse de l'utérus. Il faut pratiquer le
toucher rectal la femme étant couchée : on la fait mettre sur
les coudes et sur les genoux, toutes les fois qu'on tente la réduction de la rétroflexion par le rectum. Ajoutons que cette réduction est très facile toutes les fois qu'il n'y a pas d'adhérences.

Le mode d'investigation qui donne les résultats les plus
positifs est, sans contredit, la sonde utérine. La meilleure
sonde à employer est celle de M. Huguier, modifiée par
Valleix, qui a 3 millimètres de diamètre, 16 centimètres de
long, et une très légère courbure dans les quatre derniers centimètres. Elle présente une face antérieure légèrement aplatie, en s'arrêtant au-devant du col. L'extrémité libre de la
sonde est graduée par centimètres et millimètres, une en-
coche indiquant la longueur normale de l'utérus. Un curseur
sert à mesurer la profondeur de l'utérus. Il est bon, pour
faire pénétrer la sonde, d'introduire deux doigts dans le vagin, de guider l'instrument par le doigt qui appuie sur le col,
et d'enfoncer doucement. On est souvent arrêté par les rugo-
sités de l'arbre de vie; mais la véritable résistance se trouve à
l'orifice interne : je ne saurais mieux comparer la résistance
de ce dernier qu'à celle qu'on éprouve quand on veut franchir, chez l'homme, la portion prostatique de l'urèthre avec une
sonde un peu volumineuse ; mais il faut bien distinguer cette
résistance spasmodique, qui cesse ordinairement après quelques instants, de la résistance qu'une torsion ou une flexion
opposera : en tournant alternativement le bec de la sonde en
avant et en arrière, on pourra, avec de petits mouvements de

latéralité, obtenir un bon résultat, et l'on verra qu'il n'est pas plus difficile de franchir le col de l'utérus que de traverser l'urèthre de l'homme. Au moment où l'on arrive dans la cavité utérine, on éprouve une sensation de résistance vaincue. La sonde d'ordinaire peut aller à droite et à gauche avec d'autant plus de liberté que l'utérus est plus développé.

Dans l'antéflexion, il faut incliner l'extrémité de la sonde en avant, dès que l'on a dépassé l'orifice interne. La concavité de l'instrument doit regarder en avant. On presse alors sur le manche de l'instrument, et le plus souvent il est possible d'atteindre le fond de l'utérus.

Dans les cas où l'antéflexion est très prononcée et où il n'existe pas d'adhérences, on n'arrive à toucher la paroi supérieure de l'utérus qu'après avoir redressé cet organe : lorsque des adhérences maintiennent l'utérus en infraction complète, ceci est impossible. Au moment où la sonde est dans la matrice, on peut pratiquer simultanément le toucher vaginal, pour voir l'épaisseur des parois utérines et pour distinguer si une tumeur intra ou extra-utérine vient augmenter le volume de cet organe. Le plus souvent, chez les femmes qui ont eu des enfants, l'utérus antéfléchi tend à se porter vers la droite. Quand on a retiré la sonde et qu'on l'introduit immédiatement pour la seconde fois, il est rare qu'on éprouve la même résistance qu'on a éprouvée en premier lieu. Quand des œufs de Naboth se sont formés autour de l'orifice interne, quand les glandules utérines se sont hypertrophiées, enfin quand la muqueuse du corps est tuméfiée, boursouflée, l'introduction de la sonde provoque toujours l'écoulement d'une quantité plus ou moins grande de sang et cause de violentes douleurs. Il est, du reste, des jours où il est impossible de dépasser l'orifice interne, mais on parvient presque toujours à le franchir à l'époque des règles. Notons cependant que l'introduction de

la sonde augmente sensiblement la quantité du flux menstruel,
et à cette époque il est dangereux de pratiquer le cathétérisme et même le toucher. Le meilleur moment pour sonder
l'utérus est la semaine qui suit les règles.

Dans la rétroflexion, il faut tourner la concavité de la sonde
en arrière et en bas. L'introduction est sensiblement plus
facile que dans l'antéflexion. L'utérus est plus volumineux,
l'axe n'est pas coupé angulairement, mais il est plutôt recourbé.
Du reste, un bon précepte est de ne plus presser sur la sonde
dès qu'elle a pénétré de 2 à 3 centimètres dans le col, de
soulever doucement la tumeur utérine, soit en avant, soit en
arrière, avec les doigts introduits dans le vagin, au moment où
l'orifice interne va être franchi. Notons un point important : la
sonde doit porter sur son manche, à sa face antérieure, un signe
qui indique de quel côté se trouve la courbure de la sonde. Du
reste, en cas de résistance trop considérable, il ne faut pas
forcer le cathétérisme utérin, il vaut mieux y renoncer pour ce
jour-là ; dans certains cas de flexions avec adhérences, et surtout de flexions anciennes, le cathétérisme est impossible.

Dans nos 51 antéflexions, l'utérus a été 24 fois augmenté
de volume.

Le volume normal étant de 5 1/2 à 6 centimètres, j'ai
trouvé 5 fois plus de 6 centimètres et moins de 6 1/2 :

13 fois de 6 1/2 à 7 1/2 centimètres.
4 fois de 7 1/2 à 8.
1 fois de 8.
1 fois de 8,25.
19 fois l'utérus était douloureux à la pression.

Sur 19 rétroflexions, l'utérus a été 17 fois augmenté de
volume ; il avait :

3 fois de 7 à 8 centimètres.
9 fois de 8 à 8 1/2.
4 fois de 8 1/2 à 9.
1 fois de 11 (deux mois après l'accouchement).
8 fois la matrice était douloureuse à la pression.

Les mensurations ont été faites huit jours après la menstruation, et six semaines au moins après l'accouchement.

Pour résumer notre opinion sur le cathétérisme utérin, nous dirons :

1° Il doit être fait avec une sonde légèrement recourbée (une courbure de 10 à 12 millimètres, dans la longueur des 4 centimètres qui terminent la sonde), et dont le diamètre ne dépasse pas 3 millimètres 1/2.

2° Il faut, pour pratiquer le cathétérisme utérin, être positivement assuré que la femme n'est pas enceinte, et de plus, si le diagnostic est douteux, on ne doit tenir aucun compte des assertions de la malade.

3° Il faut sonder dans les huit jours qui suivent la menstruation.

4° On ne doit jamais employer la force pour franchir l'orifice interne ; si la malade ressent la moindre douleur, on doit immédiatement cesser les tentatives.

5° Tous les symptômes d'inflammation de l'utérus, de ses annexes, du petit bassin, les métrorrhagies abondantes, les blennorrhagies utérines graves, contre-indiquent l'emploi de la sonde utérine ordinaire.

6° Dans tous les cas de dysménorrhée, de rétrécissement du canal cervical, on doit préférer à la sonde rigide et métallique des bougies ordinaires, et mieux les bougies filiformes, qui indiquent nettement la déformation et le rétrécissement, et qui franchissent facilement l'orifice interne rétréci.

7° Le cathétérisme utérin donne seul la certitude absolue de l'existence d'une flexion de la matrice, mais il provoque des métrorrhagies. Il facilite l'extension de l'inflammation utérine aux organes du petit bassin ; il peut, dans les cas où le diagnostic est douteux, provoquer l'avortement ; lorsque l'utérus est ramolli, il peut causer une déchirure du parenchyme et une perforation de l'organe. L'emploi de la sonde utérine sera donc notablement restreint.

On le voit, nous ne contestons pas l'importance de la sonde utérine pour le diagnostic, mais dans la pratique, c'est un instrument qu'on ne doit employer qu'avec la plus grande prudence.

Le spéculum fournit peu de renseignements utiles. On constate l'état du vagin, celui du col et des culs-de-sac.

Dans les flexions, il est rare que le vagin soit solidaire de l'inflammation du col, même dans une très faible proportion.

Il est rare que l'inflammation du col dépasse les culs-de-sac. Dans ces cas rares, ceux-ci ont un aspect livide, et lorsque le col est rouge, sensible, il peut se faire que la sécrétion vaginale devienne mucoso-purulente. Alors le cul-de-sac postérieur partage aussi cette inflammation, et dans quelques cas sa couleur violacée pourrait faire croire à une vaginite profonde. Mais il faut bien nettoyer ces portions périphériques du col, et avoir un bon éclairage pour juger du degré de leur inflammation ; dans quelques cas, les culs-de-sac sont remplis de mucus caillebotté, blanchâtre, qui n'est rien moins que leur sécrétion. A l'époque menstruelle, ils se colorent en rouge foncé, après avoir pendant quelques jours fourni un mucus laiteux, très fluide, tantôt blanc bleuâtre, tantôt trouble seulement. Il faut aussi se rappeler qu'après des blennorrhagies aiguës les culs-de-sac peuvent rester enflammés, alors même que le vagin est guéri.

Le col présente dans l'antéflexion, comme dans la rétroflexion, des lésions qui se limitent spécialement à la lèvre antérieure dans le premier cas, à la lèvre postérieure dans le second.

Sur 51 antéflexions, le col a été ulcéré 43 fois.

Sur 19 rétroflexions, il a été ulcéré 16 fois.

Le tableau suivant indique sur quelle partie se trouvait l'ulcération :

	ANTÉFLEXIONS.		RÉTROFLEXIONS.	
	Sur les deux lèvres.	Sur la lèvre antérieure.	Sur les deux lèvres.	Sur la lèvre postérieure.
Desquamation épithéliale....	13 fois.	9 fois.	1 fois.	2 fois.
Ulcération simple..........	5	4	2	2
Ulcération fongueuse.......	0	2	0	0
Granulations.............	7	3	6	3
	23	18	9	7

En somme, sur 70 flexions, 59 ulcérations du col.

Les érosions. ulcérations. granulations du col s'observent dans l'antéflexion comme dans la rétroflexion, seulement leur siége varie. Nous allons essayer de les décrire.

La desquamation épithéliale du col est remarquable par la couleur rouge vif, nettement limitée, tranchant sur le fond violet du col. Il n'y a point de creux; on voit que l'ulcération n'est pas profonde; le moindre attouchement du pinceau augmente la coloration, mais n'entraîne pas d'écoulement sanguinolent. On remarque un cercle de la largeur d'une pièce de 50 centimes ou de 2 francs: un petit liséré blanchâtre entoure une auréole d'un rouge vif; et la guérison de cette lésion se fait par une série d'ondulations qui se coupent, et qui forment, soit un trèfle, soit une couronne. Je ne pourrais mieux comparer ces îlots qu'à la coloration blanchâtre produite par le contact du nitrate d'argent sur les muqueuses humides. Ces ulcérations commencent toujours au pourtour de l'orifice; ce point se guérit en dernier lieu. Elles se prolongent peu profondément dans l'intérieur du col et dépassent à peine l'orifice de quelques millimètres. Le simple contact de l'air suffit pour guérir ces érosions. qui n'ont aucune importance. M. Laillier avait imaginé de ventiler le col avec un soufflet ordinaire, et au bout de quelques heures il guérissait ces érosions.

Il est remarquable que dans l'antéflexion. elles siégent sur la lèvre antérieure : dans la rétroflexion, c'est sur la lèvre postérieure.

L'ulcération peut s'étendre plus profondément ; elle est toujours circulaire ; ses bords, nettement coupés, sont d'un rouge violacé ; son fond est uni, rouge vif, presque vermillon, lorsqu'on l'examine dans l'intérieur de l'orifice. On voit toujours un suintement sanguin lorsqu'on essuie l'ulcération : quelquefois, du jour au lendemain, ces ulcérations deviennent boursouflées, fongueuses ; des détritus grisâtres indiquent la mortification d'une nouvelle couche de la muqueuse. La guérison se fait à la manière des ulcères, par une saillie violacée, qui rétrécit peu à peu l'ulcération et qui marche lentement de la périphérie vers l'orifice du col ; le plus souvent elles laissent une cicatrice blanchâtre, rarement saillante, mais appréciable au toucher.

Enfin, chez les femmes qui ont eu des enfants, ces ulcérations présentent un fond parsemé de petites granulations rougeâtres, saignant aisément ; elles semblent toujours fraîches, et rappellent la coloration de la peau lorsqu'on a enlevé la pellicule épidermique soulevée par le vésicatoire. Ces ulcérations sont facilement saignantes et toujours très étendues. Il est rare qu'elles se limitent à une seule lèvre. Lentes à guérir, elles laissent sur le col, après la cicatrisation, la trace des granulations, et l'on sent au-dessous de l'épithélium régénéré comme des grains de chènevis.

Le *spéculum* est assez difficile à appliquer dans l'antéflexion comme dans la rétroflexion, et nous conseillons de ne jamais introduire cet instrument sans avoir préalablement constaté, par le toucher vaginal, la situation de l'orifice du col. Le meilleur spéculum est, à notre sens, le spéculum bivalve.

Sur les indications de M. Ricord et Laillier, l'ancien modèle du spéculum bivalve a été modifié ; M. Mathieu l'a rendu plus commode et plus portatif. Les valves (fig. 1 et 2) sont plus larges à leur extrémité libre, ce qui permet de déplisser complétement les culs-de-sac et d'empêcher la hernie des replis du vagin. Fermées et surmontées par l'embout, elles forment un cylindre aplati, d'un très petit volume, qui franchit facilement l'anneau vulvaire sans écorcher les replis vaginaux et les caroncules myrtiformes. Je regarde l'embout comme indispensable. Les valves seules, sans embout, s'engagent trop souvent

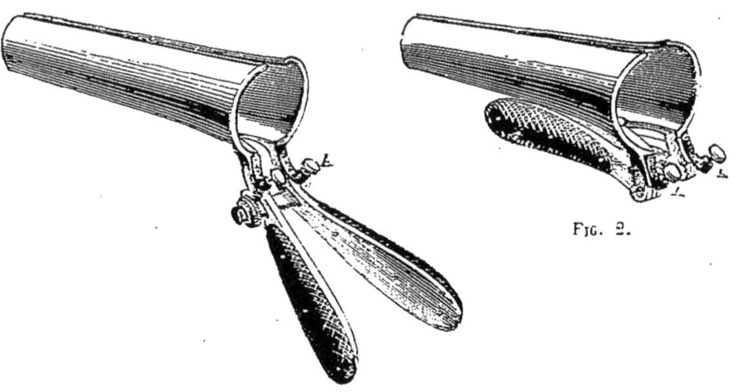

Fig. 2.

Fig. 1.

dans les colonnes du vagin; elles heurtent le col; enfin, en se distendant, elles peuvent écarter l'une de l'autre les deux lèvres du col, surtout lorsque la femme est multipare et le museau de tanche dilaté. L'embout s'oppose à ce que les valves s'engagent dans l'orifice du col; de plus, il empêche une compression trop grande du col, qu'il éloigne légèrement des valves; il empêche les liquides vaginaux et utérins de souiller le spéculum; enfin il arrondit l'extrémité terminale de l'instrument. L'embout doit être olivaire, se terminer par une arête à laquelle se rendent deux convexités à courbure douce: il doit être effilé, peu volumineux et s'appliquer exactement sur les valves fermées; cependant il faut qu'à la moindre pression les valves puissent s'écarter. Près de la poignée, l'embout supporte deux ressorts de fer qui arc-boutent sur les deux parois du spéculum. Dès qu'on presse les branches, l'orifice externe du spéculum se rétrécit : les pièces de fer font ressort au moment où les valves s'entr'ouvrent, et l'embout sort spontanément de l'intérieur du spéculum. Les manches de l'instrument construit par M. Mathieu peuvent se replier (fig. 2), grâce à deux ressorts (A, A). Ce perfectionnement rend l'instrument très portatif.

Pour introduire le spéculum, on écarte l'une de l'autre les deux petites lèvres avec le pouce et l'index de la main gauche, et l'on présente l'instrument au vestibule par une de ses faces, en ayant soin de déprimer graduellement de haut en bas la fourchette. On pousse lentement d'avant en arrière, en suivant la direction préalablement indiquée par le toucher. Une sensation très difficile à percevoir, qu'une main habituée seule peut ressentir, vous avertit que vous avez choqué le col. On presse doucement sur les branches de l'instrument, auquel on imprime une demi-rotation, et l'on retire l'embout. Il faut avant tout bien nettoyer les parties qui se trouvent dans le champ de l'instrument : si l'on n'est pas arrivé sur le col, on le cherche en avant et en haut dans la rétroflexion, en arrière et en bas dans l'antéflexion ; dès qu'on l'aperçoit, il faut imprimer une légère secousse au spéculum, et presque toujours on parvient à saisir une lèvre. Alors, et seulement alors, on distend complétement l'instrument ; puis, soit avec la sonde utérine, soit avec un pinceau de charpie, on ramène autant que possible l'orifice du museau de tanche dans l'axe du spéculum. Si l'on a manqué le col, le mieux est de refermer l'instrument et de le retirer ; on pratique de nouveau le toucher, on s'assure de la position du col, qui a pu être refoulé et avoir été repoussé ou déplacé par la première introduction du spéculum, et l'on réapplique l'instrument.

Beaucoup de médecins ont dû renoncer au spéculum bivalve, parce qu'ils n'arrivaient pas du premier coup à embrasser le col. Nous conseillons de laisser de côté une affaire d'amour-propre. Le spéculum bivalve est un instrument précieux : il cause peu de douleur à l'orifice vulvaire, parce qu'il est mince et qu'il le dilate graduellement ; avec lui, on voit le vagin à travers l'espace qu'interceptent les valves, sans pour cela que la lumière de l'instrument soit obstruée ; il permet d'examiner le col sans le déformer comme le spéculum plein, et d'explorer complétement les culs-de-sac, ce qui est fort difficile avec un autre modèle. De plus, son ampliation ne dilate pas le sphincter vulvaire.

Le diamètre de son orifice ne change pas, bien que les valves s'écartent dans le fond du vagin. Il faut donc bien l'enfoncer, avant de retirer l'embout; mais une fois ouvert, il ne faut plus chercher à le faire pénétrer plus avant : on déchirerait la muqueuse, soit avec l'extrémité des valves, soit en la serrant entre l'espace qu'elles comprennent, lorsque l'instrument est ouvert.

Il faut bien éclairer le col pour juger de sa rougeur, de ses ulcérations, de ses éruptions, et pour pouvoir distinguer la véritable coloration de la muqueuse du cul-de-sac. A l'hôpital et dans le cabinet, on s'arrange toujours de manière que le jour soit beau et le lit bien disposé ; mais dans la clientèle il faut se servir de bougies allumées dont la flamme vacille et jette des ombres trompeuses. Je me sers ordinairement d'un réflecteur (fig. 3) qui éclaire parfaitement toutes les parties profondes (rectum, cavité buccale, conduit auditif externe). M. Mathieu a disposé cet instrument de telle façon que le réflecteur, espèce de cuiller, se détache de la pince et rend le nettoyage facile, tout en réduisant le volume de l'instrument.

Dans les rétroflexions, le col est rarement situé profondément ; on le trouve très près de la vulve. Il faut prendre garde de heurter la tumeur utérine dans le cul-de-sac postérieur. La lèvre postérieure, plus volumineuse, se présente presque toujours la première. Dans les antéflexions, il faut enfoncer profondément le spéculum et le porter un peu en haut; on tombe ordinairement sur la lèvre antérieure.

En résumé, dans les flexions utérines, le spéculum n'a d'utilité que pour reconnaître les ulcérations du col et pour porter sur cet organe ou déposer dans le vagin divers agents thérapeutiques. Quant à la forme du col, le spéculum la modifie plus ou moins; il arrive souvent que l'on ne reconnaît plus à la vue un col qu'on vient de toucher.

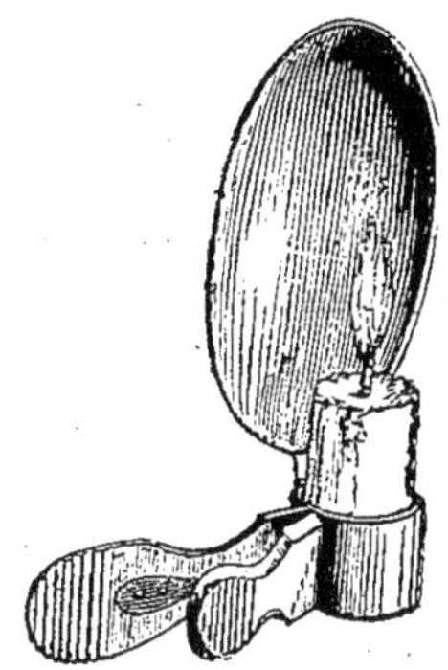

FIG. 3.

Enfin, quelques personnes conseillent d'introduire le spéculum pour faire pénétrer la sonde utérine dans la matrice. On est alors obligé de retirer le spéculum dès que la sonde est engagée, car le spéculum s'opposerait à l'inclinaison de cet instrument. Le meilleur moyen pour introduire la sonde est, suivant nous, de se servir des deux doigts de la main gauche, index et médius, qui suffisent pour trouver l'orifice du col et guider la sonde, tandis que d'un autre côté ils sont très utiles pour soulever le fond de l'utérus.

L'inspection du vagin démontre souvent une procidence plus ou moins marquée de la muqueuse vaginale (surtout dans la rétroflexion), une vulvite plus ou moins intense, des ulcérations de la fourchette lorsque le col a des ulcérations granuleuses étendues.

Sur 70 flexions, 51 antéflexions et 19 rétroflexions, nous avons remarqué :

	Antéflexions.	Rétroflexions.
Hémorrhoïdes	4	5
Prolapsus vaginal — paroi antérieure	2	4
Prolapsus vaginal — paroi postérieure	3	0
Prolapsus vaginal — les deux parois	1	1
Hernies inguinale et crurale	1	0
Affections blennorrhagiques — vaginite	2	7
Affections blennorrhagiques — uréthro-vaginite	9	4
Affections blennorrhagiques — inflammation des glandes de Bartholin, la droite seule	2	1
Affections blennorrhagiques — inflammation des glandes de Bartholin, la gauche seule	4	0
Affections blennorrhagiques — inflammation des glandes de Bartholin, les deux glandes à la fois	5	1
Ulcération de la fourchette	8	9 (*)
Urèthre rouge et saillant	11	11
Polype de l'urèthre	2	3
Polype de l'utérus	0	1

(*) Dont 4 ruptures superficielles du périnée chez les femmes accouchées depuis plus ou moins de temps.

Comme on le voit, les glandes de Bartholin participent rarement à la vulvite, et leur liquide clair, brillant, visqueux, tranche nettement avec l'albumen filant de l'utérus et avec le muco-pus laiteux, fluide, blanc bleuâtre, du vagin. L'urèthre est toujours plus ou moins rouge, saillant : ses deux tubercules deviennent souvent très volumineux. En arrière du méat, la peau du vagin est ridée et les plis sont très saillants, surtout dans la rétroflexion. Il n'est pas rare de voir une inflammation de la vulve limitée à la partie qui entoure le méat. L'uréthrite que nous avons observée, nous semble plutôt liée à une affection blennorrhagique qu'à une flexion utérine.

La percussion est très utile pour le diagnostic. Quand, chez une femme nubile, on ne sent pas de la matité sur la ligne médiane de l'abdomen en arrière des pubis, il faut supposer que la matrice est déplacée. Mais ce moyen ne fournit de signes

certains pour les flexions utérines que lorsqu'il est d'accord
avec les autres modes d'investigation dont nous avons parlé.

Oppolzer a conseillé, dans les antéflexions, de faire des in-
vestigations de l'utérus à travers la paroi postérieure de la
vessie. On introduit une sonde dans l'urèthre et l'on suit le bas-
fond vésical. Ce moyen nous a, dans un cas, permis d'affirmer
que le corps utérin antéfléchi formait seul une tumeur assez
volumineuse du cul-de-sac antérieur. On sent aussi par ce
moyen les brides qui peuvent se former à la suite de péritonites partielles.

Troubles de la menstruation. — Symptômes fonctionnels. —
On trouve dans les auteurs les opinions les plus contradictoires
sur les troubles de la menstruation causés par les flexions utérines. Pour les uns, le mot *flexion* est synonyme de dysménorrhée; pour les autres, les flexions peuvent exister toute la
vie sans que les femmes aient à se plaindre de douleurs des
organes génitaux.

Nous avons spécialement observé nos malades à l'époque des
règles, et voici les types de menstruation que nous avons notés.

Sur 51 antéflexions, une femme n'était pas menstruée.

12 fois les règles ont été		abondantes, fréquentes, régulières.
5	—	abondantes, douloureuses, régulières.
1	—	très abondantes, bimensuelles, déviées.
3	—	abondantes, fréquentes, douloureuses.
4	—	abondantes, irrégulières.
6	—	peu abondantes, régulières.
2	—	peu abondantes, fréquentes, douloureuses.
4	—	peu abondantes, régulières, douloureuses.
2	—	retardées, régulières, peu abondantes.
7	—	retardées, irrégulières, douloureuses.
2	—	fréquentes, douloureuses, peu abondantes.
2	—	supprimées.

Divisons d'abord les femmes en deux catégories :

Règles abondantes, 25 (la moitié);

Règles peu abondantes, 16 (plus d'un tiers).

La menstruation abondante correspond aux femmes fortement constituées, dont 14 étaient sanguines et fortes, 5 sanguines et d'une constitution moyenne, 6 lymphatiques et fortes.

La femme dont les règles très abondantes revenaient tous les
quinze jours, finit par avoir des hémorrhoïdes, et le flux menstruel, d'abord diminué, fut en fin de compte remplacé par une
hémorrhagie rectale. Voici cette observation :

*Première couche à terme, à vingt ans. — Pertes utérines. —
Deuxième couche à terme, à vingt-trois ans. — Imprudences
après l'accouchement. — Excès. — Menstruation d'abord augmentée, puis bimensuelle. — Antéflexion réductible. — Catarrhe utérin. — Suppression de la menstruation. — Règles
déviées. — Hémorrhoïdes.*

La nommée S... (Louise), vingt-six ans, couturière, tempérament lymphatique, constitution forte, a été réglée pour la première
fois à treize ans ; de treize à seize ans elle fut menstruée deux fois
par mois, très abondamment. A seize ans, elle connut pour la première fois un homme, et ses règles revinrent tous les vingt-huit jours.
Elle se plaignait à cette époque d'étourdissements, de douleurs dans
le dos et dans les reins, de leucorrhée, qui duraient sept à huit jours
après l'époque de la menstruation. A vingt ans, le 20 août 1856,
elle accoucha à terme d'une petite fille qu'elle a nourrie. Elle garda
le lit six jours et perdit beaucoup de sang. Au bout de treize mois,
les règles revinrent, très abondantes, tous les quinze jours. La
malade déclare avoir fait à cette époque des excès de régime et de
coït. Elle devint une seconde fois enceinte, accoucha, le 27 janvier
1859, d'une fille à terme ; elle perdit beaucoup après sa délivrance,
garda cinq jours le lit et ne nourrit pas son enfant. Dès qu'elle eut
repris ses occupations (elle faisait son lit et sa chambre), elle se
plaignit de vives douleurs à gauche dans le bas-ventre. Les règles
revinrent deux mois après l'accouchement. D'abord elles furent
moins abondantes et s'accompagnaient de pertes blanches ; depuis

six mois elles sont revenues tous les quinze jours, mais l'écoulement a sensiblement diminué, il est vrai, et dure deux à trois jours. Sa famille est sujette aux hémorrhoïdes; sa mère et sa sœur en ont, mais elles sont bien réglées. Elle a eu des hémorrhoïdes fluentes à seize ans, et sa menstruation s'est diminuée de moitié.

Il y a six mois, elle dansa beaucoup et porta des crinolines très lourdes ; elle sent depuis des douleurs dans le bas-ventre et des pesanteurs sur le fondement ; elle ne peut pas faire un effort sans être forcée de repousser son bas-ventre avec son poing, sans cela elle sent des élancements dans la partie et urine involontairement.

EXAMEN. — *Toucher.* — Tumeur dans le cul-de-sac antérieur, lisse, arrondie, élastique; on peut la soulever, mais elle retombe : en suivant cette tumeur, on sent un sillon de séparation très net. Le col est déchiqueté, largement ouvert, peu douloureux. La sonde pénètre facilement à 2 centimètres 1/2; arrivé à ce point, il faut incliner le bouton à gauche, puis pousser, la concavité de l'instrument regardant le pubis. La sonde s'engage de 7 centimètres et demi. L'utérus peut être à demi redressé.

Col. — Lèvre antérieure déchiquetée, large ulcération granuleuse occupant tout l'orifice: lèvre postérieure presque imperceptible, se fondant avec le cul-de-sac postérieur vaste et profond. L'orifice du col laisse échapper un albumen trouble.

A l'anus, trois hémorrhoïdes saillantes.

Deux fois par mois, ces hémorrhoïdes laissent suinter du sang en assez grande abondance : à cette époque, constipation opiniâtre, suppression de l'écoulement sanguin par l'utérus dont le volume est peu modifié, mais la leucorrhée est très abondante à l'époque de la menstruation. La malade se plaint de chaleur au creux de l'estomac, de sueurs très abondantes, de maux de tête et de bourdonnements d'oreille. Alors le catarrhe utérin devient un peu plus abondant; elle éprouve des envies fréquentes d'aller à la selle : la vulve et l'anus sont le siége de prurit intense ; les hémorrhoïdes deviennent gonflées, douloureuses, et finissent par laisser échapper un sang noir ; l'écoulement sanguin dure deux à trois jours et tous les signes de congestion céphalique disparaissent ; le bouchon de matières fécales une fois sorti, il survient une diarrhée qui dure sept à huit jours. Au bout de ce temps le prurit vulvaire et anal disparaît, les flueurs blanches deviennent moins abondantes.

Les règles peu abondantes appartiennent aux femmes que j'ai caractérisées par les mots : tempérament lymphatique et constitution moyenne.

Les règles abondantes ont été douloureuses et régulières dans cinq cas. Leur durée était en moyenne de huit à neuf jours. Elles étaient précédées de sentiment de pesanteur dans le bas-ventre, de besoin incessant d'uriner, de chaleur vulvaire et de prurit. Une de ces malades éprouvait dans le bas-ventre, au moment de ses règles, une sensation de déchirure horriblement douloureuse : elle poussait des cris, se jetait à droite et à gauche, enfonçait ses poings dans le bas-ventre. Deux fois j'ai assisté au début de ses règles. Le cathétérisme était très facile, l'antéflexion était assez facilement réductible ; mais la sonde retirée du corps, l'utérus retombait toujours dans le cul-de-sac antérieur. Le col, largement ulcéré, était douloureux à la pression ; mais les plus atroces douleurs se manifestaient à droite, dans la direction de l'ovaire. En pratiquant le toucher, j'ai trouvé le cul-de-sac droit un peu tendu, mais on ne sentait ni tumeur ni bride. Les ovaires sentis avant et après la période menstruelle ne présentaient rien de particulier. Un fait très remarquable était la direction du col, qui regardait en arrière et à gauche, tellement que pour enfoncer le bec de la sonde, j'ai dû le ramener vers la ligne médiane : cet acte a provoqué des douleurs très intenses, et cependant la sonde a été très peu arrêtée à l'orifice interne. L'écoulement de sang se faisait brusquement après trois quarts d'heure, une heure, de ces atroces douleurs, et durait pendant dix jours ; mais il n'était très abondant que le premier jour. Les lavements laudanisés n'avaient aucune action sur les souffrances de la patiente ; j'ai, la seconde fois, obtenu un très bon effet d'injections froides, poussées avec force et pendant longtemps contre le col de l'utérus.

Dans trois cas les règles abondantes furent fréquentes et douloureuses. Les femmes avaient une leucorrhée très abondante, les règles revenaient tous les vingt jours et duraient trois à quatre jours. Les douleurs accusées par nos malades étaient des tiraillements dans les aines, de violentes coliques semblables à celles de l'accouchement : dans les trois cas, le sang sortait en caillots. Le cathétérisme était assez difficile, le col semblait obstrué par des granulations.

Les quatre cas où les règles furent abondantes et irrégulières portent sur des filles débauchées, qui se livraient à des excès de masturbation.

Dans neuf cas les règles furent retardées. Presque toujours les malades se plaignirent de maux de tête, de chaleur au visage, d'étouffements ; l'utérus leur pesait, elles étaient presque toutes constipées ; mais il n'y avait pas de douleurs bien tranchées. Le cathétérisme était assez douloureux. Six fois le redressement du corps de l'utérus fut impossible.

Dans les deux cas de suppression, il y eut des troubles graves dans le petit bassin. Dans un cas, une pelvi-péritonite, dans l'autre une ovarite blennorrhagique.

Sur 19 femmes atteintes de rétroflexions, les règles ont été :

2 fois abondantes et régulières.
4   abondantes et fréquentes.
2   abondantes, fréquentes, douloureuses.
2   abondantes, régulières, douloureuses.
1   abondantes et irrégulières.
1   assez abondantes, très fréquentes, douloureuses.
4   peu abondantes et régulières.
1   peu abondantes et irrégulières.
1   peu abondantes, irrégulières, retardées.

Sur les 12 femmes qui avaient abondamment leurs règles, 4 avaient un tempérament sanguin et une constitution forte; leurs règles étaient abondantes, duraient sept à huit jours et revenaient tous les vingt-six jours.

Cinq fois les règles abondantes furent douloureuses. L'une des malades était faiblement constituée et avait un tempéra-ment franchement scrofuleux; son col était très volumineux et complétement insensible au toucher. Il n'en était pas de même de l'utérus, assez volumineux, qui faisait une tumeur saillante, descendant assez bas dans le cul-de-sac postérieur. Avant la menstruation on provoquait, en touchant le corps utérin, des douleurs très vives; la tumeur augmentait de volume et la malade était très constipée; elle ne trouvait de soulagement qu'en se couchant sur le ventre et en mettant son oreiller replié sous son abdomen. Ces douleurs duraient un ou deux jours et revenaient après des efforts infructueux faits par la malade pour aller à la garderobe. Elles s'étendaient en ceinture et semblaient localisées dans les reins; ensuite elles prenaient le caractère des douleurs expulsives de l'accouchement. A ce moment j'ai tenté de sonder la matrice, et j'ai senti une très vive résistance du col utérin; je n'ai pas insisté. Quelques heures après ma ten-tative de cathétérisme, la malade, inquiète, agitée jusque-là, s'est tout à coup sentie affaiblie; son système nerveux était comme détendu : le sang a commencé à couler goutte à goutte, le col et le fond du vagin étaient chauds; au milieu de la nuit la malade perdit très abondamment du sang noir mêlé de caillots. Les règles durèrent six jours, mais ne furent très abondantes que le premier et le second jour; ces règles se reproduisirent quatre fois pendant le séjour de la malade dans l'hôpital: elles revinrent toutes les trois semaines; elles étaient suivies d'un véritable catarrhe purulent, qui cessait trois ou quatre jours après l'écoulement menstruel; le pus venait de l'utérus et non du col, qui assez largement ouvert sécrétait un albumen très limpide en dehors de la période menstruelle.

Des quatre autres malades dont les règles étaient douloureuses, trois avaient un tempérament sanguin et une constitution moyenne, et une était lymphatique, quoique fortement constituée. Le cathétérisme était plus ou moins difficile ; les douleurs étaient de violentes coliques, des élancements dans le bas-ventre. L'une d'elles se plaignait de douleurs dans l'aine droite, accidents qui cessaient dès le deuxième jour des règles.

Les trois autres femmes dont les règles abondantes furent irrégulières étaient lymphatiques et faiblement constituées ; elles abusaient de la masturbation. Les sept malades qui eurent des menstrues peu abondantes étaient lymphatiques et de constitution moyenne ; chez elles il n'y eut aucune douleur : les menstrues étaient plus ou moins irrégulières, le plus souvent retardées ; la femme ne s'apercevait du retard qu'en les faisant inscrire sur la pancarte.

En résumé, les flexions s'accompagnent le plus souvent de troubles menstruels.

Les règles abondantes semblent l'apanage des femmes sanguines et fortement constituées.

Les règles peu abondantes se remarquent principalement chez les femmes lymphatiques et d'une constitution faible.

Les douleurs qui accompagnent l'excrétion du flux menstruel se rapportent à deux causes : douleurs causées par la congestion de l'utérus et des organes pelviens ;

Douleurs causées par la difficulté de l'excrétion menstruelle.

Dans nos observations, la menstruation a été proportionnellement plus douloureuse chez les femmes dont l'utérus était antéfléchi (23 fois sur 50 femmes) que chez celles qui étaient affectées de rétroflexion (5 sur 19).

Anomalies des sécrétions. — Le genre de femmes que l'on

reçoit à Lourcine rend très difficile l'analyse de nos observations, au point de vue des anomalies des sécrétions. Sur 51 antéflexions, nous trouvons 32 femmes atteintes d'affections blennorrhagiques qu'il faut rapporter à la contagion. Les 19 autres avaient presque toutes une hypersécrétion du col et du corps utérins. Aussi quitterons-nous l'analyse numérique pour tracer brièvement le tableau des symptômes qui nous paraissent spécialement causés par les flexions.

La période menstruelle amène dans un utérus fléchi, outre la congestion normale, une stase plus ou moins prolongée du sang excrété par suite de la compression des bouquets de capillaires hélicoïdes par les muscles lisses de l'utérus. Les phénomènes normaux de la menstruation débutent par une véritable inflammation de la muqueuse. En effet, la muqueuse de l'utérus se gonfle, devient plus riche en sucs, s'hypérémie en un mot ; les glandes sécrètent du mucus en plus grande quantité, ce mucus est mêlé d'acides gras qui donnent au sang menstruel son odeur spéciale ; des cellules épithéliales se mêlent au sang. Faut-il autre chose, s'écrie R. Virchow (*Der puerperale Zustand. Gesamm. Abhandl.*, page 750), pour qu'un anatomo-pathologiste diagnostique un catarrhe aigu de grande intensité ? Aussi, le célèbre professeur de Berlin conclut-il comme suit :

A chaque maturation périodique d'un ovule, il se produit dans le corps de la femme une série de modifications: les unes sont locales et sont caractérisées par des altérations des muqueuses des voies génitales, presque tout à fait semblables aux inflammations catarrhales aiguës des muqueuses, et par des troubles généraux consistant en lésions de nutrition et d'innervation (*loc. cit.*, page 750).

Chez les femmes atteintes de flexion, cette inflammation persiste plus longtemps, grâce à la disposition anormale et déclive du corps utérin. La muqueuse utérine devient rouge violacé, elle est épaissie, elle sécrète un liquide d'abord transparent, filant, ressemblant à du blanc d'œuf. C'est l'hypersécrétion résultant de l'hypertrophie glandulaire. Plus tard, la couche sous-muqueuse de tissu conjonctif s'épaissit, s'engorge; dans le col, près de l'orifice interne, il se produit des œufs de Naboth, qui font une saillie semblable à des grains de millet et qui saignent facilement dès que la sonde vient les frotter. C'est ce développement des œufs de Naboth qui tend à obstruer l'orifice interne. Du côté de la cavité utérine, la muqueuse hypertrophiée vient retomber sur l'orifice interne; il se forme en ce point de petits prolongements glandulaires, des hypertrophies de toutes les parties de la muqueuse : c'est ainsi que les polypes muqueux de l'utérus débutent ordinairement, comme l'ont si bien démontré nos amis MM. Billroth (*Ueber Schleim-Polypen*, Berlin, 1856) et H. Müller (*Würzburger Verhandl. der Würzb. med. Gesellsch*, vol. IV, 1854). Ces polypes, qui dans le principe arrêtent l'excrétion menstruelle, finissent en général par causer des hémorrhagies abondantes.

A cette époque, la sécrétion de l'utérus n'est plus transparente : toujours visqueuse, elle est trouble, souvent purulente. Le col devient douloureux au toucher, son volume s'accroît : l'orifice interne reste fermé tant que l'inflammation est limitée au col. Il s'ouvre dès que l'utérus souffre et que les sécrétions de sa muqueuse deviennent anormales. A cette époque (qui, chez les femmes affectées de flexions, suit de près l'écoulement menstruel) les malades sont affaiblies par ce qu'elles nomment leurs *pertes blanches ;* leur linge est taché par le liquide utérin, qui est louche, purulent, épais et visqueux : il forme sur le linge des taches dures, circonscrites, arrondies, bien limitées, qui empèsent le linge et qui, desséchées, sont jaunes et luisantes.

Les malades ont des douleurs sourdes dans l'abdomen, des

lassitudes dans tous les membres, des symptômes nerveux plus ou moins marqués. Elles n'ont d'attrait pour rien de ce qu'elles aimaient autrefois et sont sujettes à des maux d'estomac, aux migraines, aux défaillances, aux battements de cœur, aux tremblements, aux contractions involontaires, etc. C'est alors que surviennent les symptômes de la chlorose, accidents qui augmentent en même temps que s'accroît l'abondance du catarrhe utérin.

C'est surtout à l'époque des règles que le catarrhe utérin devient plus abondant. On comprend, en effet, l'influence que l'afflux sanguin peut avoir sur l'inflammation de la muqueuse. Même à l'état normal, elle augmente de volume et ses sécrétions sont plus abondantes. Aussi, lorsque le catarrhe existe, est-il augmenté après l'écoulement menstruel ; les femmes se plaignent le matin en se levant de se trouver baignées de muco-pus. Le spéculum permet de voir une albumen trouble, opaque dans certains cas, s'écoulant du col. Le catarrhe peut s'étendre aux culs-de-sac, mais rarement aux replis du vagin ou à la vulve. L'inverse se remarque souvent dans les affections blennorrhagiques, et nous avons vu l'ovarite blennorrhagique se produire chez des femmes affectées de flexions utérines. Aussi distinguons-nous bien la marche du catarrhe de l'utérus, partant du corps, s'étendant au col, ulcérant la portion vaginale, dépassant rarement les culs-de-sac, de la vaginite blennorrhagique, partant de la vulve, envahissant le vagin, attaquant le col et le corps de l'utérus, et arrivant à l'ovaire après avoir enflammé la trompe. Le catarrhe symptomatique des flexions peut bien favoriser cette extension ; mais il est fort rare qu'un simple catarrhe s'étende jusqu'aux trompes et s'irradie jusqu'à l'ovaire.

Le catarrhe du col a été apprécié à l'occasion des ulcérations du col qui en sont le symptôme le plus important.

Le tableau suivant résume les anomalies de sécrétion de
nos soixante-dix observations :

Troubles de la sécrétion muqueuse de la matrice.

COL.	Nombre de cas.	Antéflexions.	Rétroflexions.
Hypersécrétion...........................	20	16	4
Muco-pus................................	36	26	10
Métrite du col...........................	14	9	5
CORPS.			
Hypersécrétion...........................	20	16	4
Albumen plus ou moins trouble............	30	21	9
Métrite interne..........................	13	8	5
Orifice interne fermé normalement, l'époque menstruelle exceptée....................	7	6	1
Périmétrite..............................	13	8	5
Chloro-anémiques (avec bruits vasculaires)...	10	7	3
Hystériques.............................	5	3	2
Malades affectées de blennorrhagie (vaginite, uréthrite, bartholinite).................	56	43	13

Comme on le voit, l'inflammation s'est limitée au col dans
7 cas, c'est-à-dire dans le dixième des cas.

Nous pensons cependant que 56 affections blennorrhagiques
peuvent avoir modifié le col et le corps utérin. De même, les
chloro-anémiques et les hystériques ont d'ordinaire un écoulement plus ou moins pathologique de l'utérus. Enfin les périmétrites ont aussi une influence sur la sécrétion de la muqueuse
utérine. C'est pour atténuer l'importance de nos chiffres et
pour dégager les flexions de la responsabilité qu'on serait
tenté de leur attribuer, que nous avons rapproché, dans le
tableau ci-dessus, les chiffres représentant ces affections de
ceux qui expriment les altérations de la sécrétion muqueuse
de la matrice.

De la douleur. — Au début d'une flexion, lorsque l'utérus
incurvé s'incline en avant ou en arrière, il est rare que les
malades n'accusent pas des souffrances plus ou moins vives.

Elles se plaignent, surtout dans certaines positions, dans certaines attitudes, de tiraillements dans les aines, de douleurs lombaires, d'une sensation de pesanteur sur le périnée. Les malades s'habituent très rapidement à la flexion, et tant que l'utérus n'est pas enflammé, elles font à peine attention à quelques douleurs passagères, intérieures, se produisant pendant les efforts violents, les mouvements brusques et inattendus.

A cette époque, il est rare que la menstruation soit gênée. Mais, avant les règles, les douleurs vagues, passagères, deviennent plus accusées : il y a comme une sensation de chaleur et de pesanteur dans le petit bassin. Dans l'antéflexion, les besoins d'uriner deviennent plus fréquents et plus douloureux ; dans la rétroflexion, des efforts sans résultat pour aller à la garderobe sont suivis d'élancements dans l'utérus et de douleurs dans le bas-ventre, qui se calment lorsque la malade se couche sur l'abdomen. A un degré plus avancé, les malades ressentent plus fréquemment les symptômes que nous venons de décrire. Certaines positions leur deviennent impossibles. L'une de nos malades, dont l'antéflexion était irréductible, ne pouvait s'étirer les bras sans ressentir comme « un trait de feu » dans le bas-ventre. Une autre, affectée de rétroversion, ne pouvait s'accroupir sans d'atroces douleurs en ceinture ; une troisième ne pouvait frotter le parquet sans ressentir des maux de reins tels qu'elle était forcée de se recoucher.

En général, il faut que la flexion soit ancienne pour provoquer des douleurs et forcer la malade à recourir au médecin. Sur 70 malades, 5 seulement nous ont déclaré souffrir pendant le coït.

Mais chez plusieurs de nos patientes l'instinct faisait éviter au col la balistique du coït. Les culs-de-sacs latéraux et postérieurs dilatés démontraient que le pénis ne venait pas frapper sur le col. Très souvent, au moment des règles surtout, la

pression sur l'hypogastre était douloureuse, et la pression utérine réveillait une sensibilité spéciale, variable chez les malades.
Si l'on regardait le visage de la patiente en pressant sur l'utérus, on voyait une contraction douloureuse des traits, expression tout à fait passagère, cessant dès qu'on ne comprimait plus
l'utérus. C'est surtout chez les femmes qui avaient fait des
couches, et surtout des fausses couches, que le corps de l'utérus
était douloureux. Les mouvements imprimés à la matrice ame-
naient des tiraillements dans les aines, des douleurs s'étendant
le long d'une cuisse. Dès que les culs-de-sac étaient indurés,
la douleur était très vive, limitée à un côté, à un ligament,
quelquefois à un point. Tout exercice prolongé était suivi d'un
sentiment de lassitude; les muscles étaient douloureux, la malade se disait comme brisée. J'ai parlé à propos de la menstruation, de douleurs atroces au moment de l'ovulation. C'était
comme le début d'une péritonite par perforation ; puis les
douleurs intermittentes et très vives, limitées à un côté, diminuées par la pression profonde, finissaient par disparaître au
moment où l'écoulement menstruel cessait. Dans les cas de
dysménorrhée, il y avait, après plusieurs jours de retard dans
l'apparition du flux menstruel, une sensation toute spéciale.
Les douleurs avaient le caractère expulsif qu'elles présentent
dans l'accouchement. Ces douleurs étaient précédées de tension
dans l'abdomen, de sentiment de pesanteur dans le petit bassin, de chaleur et de prurit à la vulve et à l'anus.

L'introduction de la sonde utérine cause une douleur très
vive au moment où elle franchit l'orifice interne. Cette douleur
provoque un petit cri chez la malade ; elle est moins vive lorsqu'on passe la sonde pour la seconde fois. Le corps de l'utérus
possède le plus souvent une certaine insensibilité ; la sonde va
et vient dans la cavité élargie sans provoquer de plaintes. C'est
une indication de plus de cathétériser l'utérus avec la plus grande

douceur. Dans quelques cas, au contraire, les tentatives de redressement sont horriblement douloureuses ; les malades supplient le médecin d'y renoncer. Ces douleurs sont causées par des restes d'adhérences ou de brides, conséquences d'une pelvi-péritonite antérieure. Outre les coliques expulsives, il est des coliques utérines dues à la compression de l'utérus par les matières fécales durcies contenues dans le rectum ou l'intestin grêle. Ces coliques sont passagères, le changement de position les fait disparaître ; elles se calment par une pression profonde.

Lorsque l'utérus est volumineux, dans la rétroflexion surtout, les malades accusent d'ordinaire des douleurs dans les reins et dans la région sacrée. Le repos au lit calme rarement ces douleurs, qui sont généralement obtuses, mais qui, dans le cas de constipation, deviennent très incommodes. Dans les flexions anciennes, on observe des douleurs névralgiques localisées le long des nerfs lombaires : l'anastomose de la première lombaire et de la dernière dorsale rend compte de la douleur épigastrique. Enfin, on constate l'hyperesthésie des branches suivantes : de l'iléo-lombaire, l'iléo-inguinal, du génito-crural, de l'obturateur. Tantôt ces douleurs sont passagères et intermittentes ; tantôt elles sont constantes avec des exacerbations fréquentes. On remarque aussi la cystalgie, surtout dans la rétroflexion, lorsque le col utérin appuie sur le bas-fond de la vessie. Dans la rétroflexion, il y a du ténesme, des épreintes, des envies illusoires de défécation. On remarque aussi des fourmillements dans les extrémités inférieures, des engourdissements dans les doigts de pied.

Quand la maladie est ancienne, que la malade est chlorotique, les signes de l'hystérie viennent accompagner la dysménorrhée. A Lourcine, j'ai rarement eu l'occasion de remarquer des lésions nerveuses consécutives à cet état. Les femmes qui en ont souffert étaient des filles débauchées, adonnées à la mas-

turbation. Dans sa thèse (Thèses de Paris, 1862, n° 41),
M. Frémineau cite l'exemple d'une fille, affectée de rétroflexion, chez laquelle les règles s'etant supprimées à la suite
d'une frayeur, il se produisit des attaques d'hystéro-épilepsie
très fréquentes. Au moyen de l'électricité, la rétroflexion fut
redressée, les règles revinrent et les accès cessèrent et ne se
sont plus manifestés depuis cinq années et demie.

Scanzoni mentionne aussi des troubles nerveux graves chez
des femmes atteintes de flexion et de chloro-anémie; il les
fit cesser en reconstituant le sang.

Troubles du côté de la vessie. — Nous avons indiqué la difficulté d'uriner, la contraction spasmodique du col, la véritable
cystalgie survenant à la suite de compressions violentes de la
vessie par la matrice. Quand l'antécourbure est très prononcée,
le moindre effort musculaire provoque l'émission involontaire
de l'urine. Plus tard, quand l'infraction s'accompagne d'adhérences avec le bas-fond de la vessie, les douleurs de cet organe
s'augmentent par les mouvements brusques, au moment des
règles, surtout lorsque l'utérus est hypertrophié. Une de nos
malades présentait un singulier phénomène. La veille de ses
règles elle était prise d'envie d'uriner ; elle ne pouvait la satis-
faire ; l'urine s'écoulait goutte à goutte, comme si elle avait eu la
pierre. Ce phénomène ne durait qu'un jour et reparaissait
régulièrement la veille des menstrues.

Le catarrhe vésical était fréquent; il se propageait à l'urèthre. Le méat urinaire était rouge violacé ; ses tubercules étaient
saillants et douloureux. Une goutte de muco-pus s'écoulait
lorsqu'on pressait le canal d'arrière en avant. Ce muco-pus
différait du pus verdâtre de l'uréthrite blennorrhagique. Les
excès de masturbation augmentaient cet état inflammatoire de
la vessie et de l'urèthre, peut-être le provoquaient-ils plutôt que
la flexion.

Mentionnons encore les obstacles mécaniques apportés à l'accumulation de l'urine dans l'antéflexion et la compression du canal de l'urèthre et du bas-fond vésical dans les rétroflexions anciennes. Tous les internes de l'Hôtel-Dieu, de 1858 et 1859, ont connu une vieille chiffonnière qui venait de temps à autre se faire sonder. En introduisant la sonde dans l'urèthre plissé, saillant, rouge, on rencontrait un obstacle assez volumineux qui s'opposait à l'introduction de la sonde. La malade vous avertissait elle-même de pratiquer le toucher vaginal. On voyait le col de l'utérus arc-bouté sous la symphyse pubienne, s'enfonçant dans une dépression assez profonde à la hauteur du col de la vessie. Le corps de cette dernière était distendu ; il se trouvait en arrière et débordait le col utérin des deux côtés. Le fond de l'utérus faisait saillie dans le cul-de-sac postérieur. La tumeur était volumineuse, et en suivant ses contours, on sentait un corps fibreux assez considérable ; le corps rétrofléchi avait décollé le vagin et descendait fort près de la vulve, occupant tout l'espace compris entre la paroi vaginale postérieure et le rectum. Pour relever le corps utérin, il fallait introduire deux doigts de la main droite dans le vagin et le repousser peu à peu ; lorsqu'il était un peu relevé, l'index de la main gauche recourbé en crochet était glissé au-dessus du col, qu'on parvenait alors à abaisser ; aussitôt l'urine s'échappait sans qu'il fût besoin de se servir de la sonde. Cette espèce d'enclavement était provoquée par l'amas des matières fécales dans une énorme ampoule occupant la concavité sacrée. Le corps fibreux gênait la marche des fèces et le corps de l'utérus avait été graduellement abaissé par leur accumulation au-dessus du corps fibreux.

Troubles du côté du rectum. — La constipation est la règle chez les femmes dont l'utérus est infléchi. L'antéflexion comme la rétroflexion y prédispose. Quand des adhérences unissent l'utérus au rectum, les efforts de défécation sont très douloureux. Les femmes croient être sur le point d'expulser leur matrice. Les douleurs lombaires s'exaspèrent, le tiraillement dans les aines cause des souffrances intolérables ; il y a du ténesme, des épreintes. Quelquefois des hémorrhoïdes se forment, bien que les femmes soient lymphatiques, et la congestion pelvienne se porte de ce côté. Il y a le plus souvent prurit à l'anus. A l'époque menstruelle, les efforts de défécation sont si douloureux que les femmes se retiennent et ne vont pas à la garderobe. Une constipation opiniâtre s'établit, les fèces s'accumulent, le rectum se dilate en ampoule et l'utérus est comprimé par les matières fécales. Notons aussi certaines coliques intestinales causées par des adhérences et des brides qui sanglent, pour ainsi dire, le cylindre intestinal. Sommer prétend que les matières fécales s'accumulent dans l'S iliaque et ne dépassent pas le sphincter d'O'Beirne. Tout en accordant que le gros intestin tout entier est souvent rempli de féces, nous devons dire que, dans le plus grand nombre des cas, le bas du rectum se trouve comblé de matières fécales. Nous y reviendrons au diagnostic, cette accumulation pouvant faire croire à une rétroflexion. Sommer insiste, et avec raison cette fois (*loc. citat.*, page 397), sur la compression de l'artère et de la veine iliaques par l'S iliaque remplie de matières fécales. C'est encore une des causes de l'arrêt mécanique apporté à la circulation veineuse qui provoque la stase du sang dans la jambe gauche, dans le petit bassin et dans l'utérus.

Dans l'antéflexion, le col utérin repose sur le rectum ; mais il est rare qu'il y ait enclavement comme dans la rétroflexion. Nous l'avons dit, la première affection relève le col, tandis que la seconde abaisse en général l'organe.

Stérilité. — Dans un remarquable travail lu en 1856 à la Société obstétricale de Berlin, notre honoré maître et ami,

M. le docteur Ch. Mayer exposait ses vues sur les causes de la stérilité. Il rappelle qu'en 1852 le résumé statistique de son immense clientèle avait été publié par M. Rockwitz, son élève.

Sur 1440 femmes affectées de maladies utérines, M. Mayer (Rockwitz, *thèse citée*, page 85) a trouvé :

127 flexions (ou 21 pour 100).

Sur ce nombre, il y avait :

933 malades pauvres (1) ayant..	44 flexions	=	4.7 pour 100
Savoir............ {	14 antéflexions	=	1.5
	30 rétroflexions	=	3.2
507 malades riches ayant.....	83 flexions	=	16.3
Savoir.......... {	49 antéflexions	=	9.6
	34 rétroflexions	=	6.7

Sur ces 127 femmes affectées de flexions, 26 femmes étaient stériles. Je ne puis m'empêcher de rapprocher ce résultat de celui de Valleix, qui avait, sur 126 flexions, trouvé 19 cas de stérilité.

D'après un nouveau relevé (Carl Mayer, *Archiv für Pathol. Anatomie*, vol. X, p. 142), le célèbre praticien berlinois a exa-

(1) Je citais ces chiffres en 1855, en insistant sur leur importance, mais en les interprétant autrement que Rockwitz. Je disais : « MM. Rokitansky, Cruveilhier, Deville, Virchow et en général tous les anatomo-pathologistes prétendent avoir rarement trouvé des rétroflexions sur le cadavre, tandis que l'antéflexion au contraire serait chose commune. D'un autre côté, MM. Mayer, Rockwitz, Scanzoni et presque tous les praticiens ont rencontré sur le vivant aussi souvent une affection que l'autre. Nous avons déjà dit que le défaut de soins après l'accouchement, même à terme, prédispose l'utérus aux flexions. Or ce manque de soins, cette absence de repos, cette brusque reprise de travaux pénibles se remarquent dans les classes inférieures, chez les ouvrières, qui demandent des soins à l'hôpital et dont les cadavres viennent dans nos salles d'autopsie, ce qui n'arrive pas pour les personnes aisées et riches. M. Mayer, tout en accordant la fréquence des prolapsus chez les femmes pauvres (sur 933 malades pauvres : 470 prolapsus ; sur 507 malades riches : 28 prolapsus), nie dans la classe ouvrière la prédominance des flexions. (*Gazette hebd.*, 1855, p. 784.)

Dans les notes de la nouvelle édition de ses mémoires scientifiques (*Gesammelte Abhandlungen*, 1856, vol. II, p. 830), Virchow fait remarquer qu'à vrai dire, les flexions et surtout les rétroflexions s'observent plus souvent chez les femmes riches (qui d'après le tableau ci-dessus ont quatre fois plus de flexions que les femmes pauvres), mais c'est parce qu'elles viennent consulter plus aisément le médecin que les

miné les causes de stérilité chez 272 femmes soumises à son observation depuis de longues années. Sur ce nombre 126 étaient
affligées de flexions, savoir :

97 flexions simples..... { 60 antéflexions.
                          { 37 rétroflexions.

29 flexions compliquées :

	Antéflexions.	Rétroflexions.
d'irritation de la vulve....	1 fois	1 fois.
d'endométrite..........	4	6
d'ovarite chronique......	5	2
de tumeur de l'ovaire....	3	2
de polype utérin........	1	»
d'hypertrophie de l'utérus..	»	1
d'éléphantiasis des nymphes	»	1

Dans ce relevé de 272 femmes stériles, M. Mayer n'a compris que des femmes n'ayant *jamais* conçu. Que serait-ce s'il
avait compté les femmes affectées de flexions et incapables de
concevoir à la suite d'accouchements et d'avortements? Aussi
nous associons-nous aux réflexions que la fréquence de la stérilité consécutive à des flexions inspire à l'illustre gynéco-
logue. « A-t-on le droit de dire avec M. Depaul, que les
flexions n'ont aucune importance lorsqu'elles n'occasionnent
que des troubles peu marqués dans la santé générale de la

pauvres ouvrières. Le célèbre professeur de Berlin est donc d'accord avec moi, lorsque
je disais : « Si les médecins observent moins de flexions chez les femmes pauvres que
chez les femmes aisées, c'est que les premières sont plus *dures* à la douleur, supportent
plus facilement les désordres qu'elles n'ont pas le temps d'écouter, reculent devant les
frais qu'entraîne une visite chez le médecin, et vont à l'hôpital ; voilà pourquoi nous
retrouvons si souvent leurs cadavres dans nos salles d'autopsies. (P. Picard, *Gaz. hebd.*,
2 nov. 1855.) — On voit d'après ce tableau que la rétroflexion (lésion qui fait plus
souffrir que l'antéflexion) est proportionnellement plus fréquente que les antéflexions
chez les femmes pauvres (3,2 pour 100 contre 1,5 pour 100 antéflexions : plus du
double), qui ne viennent consulter le médecin que quand elles ne peuvent plus aller.
Le rapport n'est plus le même chez les riches, qui ont le temps et le moyen de s'écouter.
— Concluons avec Virchow que, si les antéflexions sont plus fréquentes d'une manière
absolue, les rétroflexions étant plus douloureuses, réclamant plus généralement les
soins médicaux, sont plus souvent observées par les médecins. Ainsi sur 500 malades
à Lourcine, nous avons observé 51 antéflexions (plus de 10 pour 100) et 19 rétroflexions (moins de 5 pour 100). Mais si les maladies vénériennes ne nous avaient pas
amené nos malades, nous n'aurions pas vu 15 malades venant nous consulter pour
les souffrances dues à l'antéflexion, tandis que 17 rétroflexions au moins auraient exigé
les secours de l'art.

femme? Est-elle indifférente, cette maladie qui, pendant l'âge
où la conception est possible, peut avoir pour conséquence la
stérilité? Quand bien même la santé de la femme ne serait
pas troublée, il est du devoir du médecin de prévenir la stérilité, et de s'efforcer de la guérir : mais nous maintenons que
la santé de la femme est toujours altérée par la flexion : seulement ces troubles échappent au médecin qui le plus souvent
se contente d'un examen superficiel : d'un autre côté, les
femmes se taisent sur une série de troubles des organes génitaux : elles accordent peu d'attention aux douleurs de rein ;
elles considèrent la blennorrhée comme une affection commune
à toutes les femmes; elles ne tiennent compte des troubles
douloureux de la menstruation que quand leurs souffrances
sont intolérables, et elles regardent les douleurs qu'elles ressentent à l'époque des règles comme un accident normal ;
enfin, ni elles ni leur médecin ne rattachent à une affection
utérine les divers troubles nerveux (céphalagies, cardialgies,
névralgies intestinales, etc.). » (*Loc. cit.*, p. 140.)

Les flexions utérines prédisposent à la stérilité par un grand
nombre de raisons. D'abord elles surviennent à la suite de
modifications dans le système musculaire représenté par le
parenchyme utérin et les replis péritonéaux qui enveloppent
et soutiennent les organes de la génération. Il y a une perte
de tonicité qui peut influer sur l'adaptation du pavillon sur
l'ovaire : ainsi, même sans altérations graves dans l'utérus et
ses annexes, l'ovulation peut se faire incomplétement, parce
que les muscles lisses qui la provoquent auront perdu de leur
contractilité.

A la suite du catarrhe utérin, le mucus produit par l'utérus
est modifié : il devient acide et les spermatozoïdes souffrent de
cette acidité, puisque la meilleure préparation pour leur conserver la motilité est une solution neutre ou légèrement alca-

line. En outre, l'épithélium de l'utérus est promptement dé-
truit, l'épithélium vibratile des trompes perd ses cils vibratiles,
circonstances qui créent des obstacles à la marche de l'ovule
dans les trompes et à sa fixation dans l'utérus.

Nous avons parlé de l'occlusion mécanique du col, amenée
par la flexion. Le calibre du canal cervical est notablement
rétréci, ses deux parois sont appliquées l'une sur l'autre, le
sperme entre moins facilement. L'intromission de la liqueur
fécondante est d'autant moins facile que les œufs de Naboth
rétrécissent plus l'orifice du col utérin. D'un autre côté, la
muqueuse utérine vient former des replis qui tombent sur
l'orifice interne. Toutes ces conditions empêchent la marche
du sperme. Mais souvent la flexion est telle que l'orifice externe lui-même est inaccessible au liquide fécondant. Dans
l'antéflexion, la lèvre antérieure est volumineuse, saillante,
boursouflée ; elle repousse la lèvre postérieure en arrière et en
haut : cette procidence a pour effet de rendre le col inaccessible au membre viril : et il en est de même dans la rétroflexion : le col va se cacher derrière les pubis : la liqueur
séminale est déposée dans l'espace qui se trouve entre la
partie postérieure du col et le cul-de-sac postérieur du vagin.

Cependant toutes ces causes peuvent produire une stérilité
passagère, mais elles ne provoquent pas d'infécondité absolue.

On a souvent vu des malades affectées de flexions devenir
enceintes : dans quelques cas, quand la flexion était prononcée,
elle causait des troubles de la gestation, mais la fécondation
avait lieu.

Il est des complications de flexions qui rendent la femme à
jamais stérile. Ce sont les adhérences des trompes dont la
position est modifiée ; les adhérences de l'ovaire qui empêchent l'adaptation du pavillon sur cette glande ; les oblitérations
de la trompe, qui exposent chaque mois à de graves compli-

cations. Ces accidents sont consécutifs à la pelvi-péritonite, qui survient si souvent, soit primitivement et alors elle produit à la fois la flexion et la stérilité, soit secondairement, postérieurement à la flexion et alors elle fixe l'ovaire ou la trompe dans une position qui s'oppose à l'ovulation.

Enfin dans certains cas, le coït est si douloureux que les femmes affectées de flexions s'en abstiennent.

En résumé, nous voyons l'anomalie de position éloigner la trompe de l'ovaire, modifier le jeu du système musculaire qui concourt à l'ovulation régulière, éloigner l'orifice externe du col de l'axe normal du vagin. Les inflammations utérines modifient la sécrétion de la muqueuse de l'utérus et des trompes, et, s'étendant au péritoine et à l'ovaire, fixent dans des positions anormales, immobilisent soit l'ovaire, soit la trompe. Enfin le rétrécissement ou l'oblitération de l'orifice interne oppose une résistance au passage du sperme : de plus, la rétention du flux menstruel est suivie d'hématocèles, de pelvi-péritonites qui de leur côté provoquent la stérilité.

Plus une flexion est ancienne et plus il y a de chances pour que la femme soit stérile : les flexions consécutives aux pelvi-péritonites provoquent le plus souvent la stérilité.

CHAPITRE IV.

COMPLICATIONS. — FRÉQUENCE. — MARCHE.

> Dans la flexion, le parenchyme utérin peu
> modifié primitivement s'altère toujours à la
> longue. Voilà pourquoi la flexion est le plus
> souvent compliquée de troubles menstruels et
> de leurs conséquences.

Les flexions de l'utérus sont, nous l'avons dit, une cause
d'altérations dans le tissu utérin lui-même : la position anormale
du corps de la matrice provoque une hypérémie et une
stase sanguine dans l'organe. Outre l'hypertrophie de la muqueuse utérine et les anomalies des sécrétions, il peut survenir
des obstacles mécaniques à l'excrétion du flux menstruel et
de là, des dysménorrhées, des périmétrites. Nous aurons
donc deux sortes de complications : celles qui portent sur
l'utérus lui-même, celles qui proviennent d'inflammations
périphériques, de périmétrites.

Dans son remarquable travail sur les flexions utérines (*Bei-
trage zur Geburtskunde*, Wurzburg, 1855, p. 177), M. de
Scanzoni, se séparant de Kiwisch, Mayer, Simpson, Valleix, etc., qui attribuaient aux flexions une influence très
fâcheuse sur la santé de la femme, déclara que les flexions de
l'utérus n'avaient d'importance, ne causaient d'accidents, que
lorsqu'elles s'accompagnaient d'altérations dans la texture de
l'utérus. Il démontrait du reste quelques pages plus loin (183,
loc. cit.) que des altérations de structure se produisaient nécessairement avec le temps dans l'utérus antéfléchi.

Ici nous différons un peu de l'opinion de notre aimé maître, qui, nous le croyons, aura changé d'opinion. Les travaux sur l'hématocèle, la pelvi-péritonite de MM. Bernutz et Goupil ; les recherches sur la périmétrite de M. Aran et d'un de ses élèves les plus distingués, M. Siredey (Thèses de Paris, 1860, *De la fréquence des altérations des annexes de l'utérus dans les affections dites utérines*), ont éclairé la question. Le catarrhe, le ramollissement de l'utérus, l'engorgement de cet organe n'ont plus aujourd'hui la même gravité qu'autrefois. On ne considère plus comme causes d'affections sérieuses des organes génitaux, une ulcération du col, un muco-pus plus ou moins trouble s'échappant de l'utérus. Les auteurs que nous venons de citer ont démontré que la plupart des affections dites utérines ne sont autre chose que des affections de la trompe, de l'ovaire, du péritoine, du petit bassin. Le remarquable livre de M. Bernutz (livre qui avec celui de Bassereau sur la syphilis suffirait pour former la bibliothèque d'un interne de Lourcine) a prouvé que les troubles apportés à l'ovulation, à la sécrétion, à l'excrétion du flux menstruel causaient le plus ordinairement des troubles très graves du petit bassin, des périmétrites en un mot.

Or les flexions de l'utérus peuvent mettre obstacle à la sécrétion du flux menstruel. Une déformation d'un muscle qui comme l'utérus est le centre d'un système musculaire, est le point de jonction de fibres contractiles, dont la fonction est de rapprocher la trompe de l'ovaire, de faire sortir l'ovule et de provoquer l'écoulement menstruel en causant l'érection de l'utérus, une déformation pareille doit entraîner dans le jeu de ce système musculaire des troubles graves. Supposez une adaptation incomplète du pavillon sur l'ovaire par suite d'une contraction insuffisante, irrégulière des fibres musculaires qui, en se contractant, doivent rapprocher la trompe de l'ovule arrivé à l'état de maturation. Que ce mécanisme provoqué par la contraction

de l'appareil musculaire ovario-tubaire (1) s'accomplisse incomplétement, à cause de la position anormale de l'utérus, de la
fixation pathologique du pavillon, de l'atonie consécutive de tout
le système musculaire, et l'ovule court grand risque de tom-
ber dans la cavité péritonéale, l'hémorrhagie ovarienne se fera
en arrière de l'utérus, l'ovaire s'enflammera, si l'ovule ne
s'échappe pas par l'utérus : voilà, grâce à un défaut de contraction, des hématocèles, des pelvi-péritonites, des ovarites,
des kystes de l'ovaire, etc.

D'un autre côté, l'utérus n'est plus le conduit normal qui
provoque par sa contraction la rupture menstruelle des vaisseaux
capillaires. Nous l'avons démontré, les règles perdent de leur
régularité ; elles sont ou prolongées et très abondantes, ou
diminuées et accompagnées de troubles dysménorrhéiques.
Dans le premier cas, on observe l'anémie et ses conséquences :
dans le second cas, la chlorose et ses accidents nerveux. Tous
ces troubles dépendant du jeu plus ou moins régulier de ces systèmes musculaires. Et si l'on en doutait, on n'aurait qu'à consulter les observations de M. de Scanzoni lui-même : dès que la
menstruation est régulière (et grâce à M. Rouget nous savons
comment elle se produit), les accidents des flexions disparaissent : bien plus, la flexion peut persister, et si par l'électricité si
heureusement employée par MM. Fano, A. Guérin et Frémineau, on rend au système musculaire génital sa contractilité,
on voit les femmes dont l'ovulation et la menstruation sont
régulières jouir du bénéfice de la meilleure santé : la flexion
n'est plus rien ; cette maladie qui peut devenir si terrible, ne
cause aucune souffrance. Les muscles utérins, les fibres con-

(1) Ce mécanisme, d'après M. Rouget (*loc. cit.*, p. 743), est exactement celui par
lequel se ferme l'ouverture d'une bourse dont les bords se froncent, se rapprochent,
lorsqu'on exerce des tractions sur des liens dont les attaches s'étendent dans toute la
longueur de ces bords.

tractiles qui unissent la trompe à l'ovaire ont repris leur tonicité et sous l'influence ovarienne elles se contractent, facilitent
l'ovulation, la migration de l'ovule, l'érection utérine. La
femme a toutes les apparences de la santé ; l'utérus quoique
mal placé peut agir. Quant aux altérations de structure de
l'utérus, elles ont aussi leur importance : ce n'est pas comme
produisant des catarrhes chroniques, des ulcérations, érosions
ou granulations du col, c'est en s'opposant à l'excrétion du
flux menstruel. En augmentant de volume, les plis de la muqueuse utérine viennent former une sorte de soupape à la hauteur de l'orifice interne : les œufs de Naboth hypertrophiés diminuent encore la lumière de ce passage, il y a dysménorrhée
ou aménorrhée, et presque toujours dans les deux cas complications graves du côté du petit bassin. On nous objectera
peut-être que toute affection de l'utérus peut provoquer ces
désordres : qu'ils peuvent se manifester sans altérations préa-
lables de la matrice, qu'elles ne sont pas plus fréquentes chez
les femmes dont l'utérus est fléchi que chez celles qui ont la
matrice normale. Ici nous sommes de nouveau d'accord avec
Scanzoni, dont nous nous étions séparé sur ce point, que les
flexions de l'utérus ne sont graves qu'à la condition d'être
accompagnées d'altérations dans le parenchyme utérin.

Nous avons vu, en effet, des femmes atteintes de flexions
récentes être affectées peu de temps après de tumeurs des culs-
de-sac et des ligaments larges. Nous ne reviendrons pas sur ce
sujet, mais qu'il nous soit permis de laisser parler notre maître
de Wurzburg, sur le second point : savoir que les flexions
causent nécessairement des modifications dans la structure
de l'utérus.

Pour Scanzoni (loc. cit., p. 183), toutes les causes qui provoquent les flexions amènent nécessairement un ramollissement de la substance utérine.

Ce ramollissement est la cause médiate des modifications de texture, modifications qui ne sont pas limitées aux parois de l'utérus et à la couche musculaire qui les forme, mais qui s'étendent aux parois des vaisseaux : ces derniers sont donc facilement dilatés, ils offrent au sang qui les distend une résistance beaucoup moins considérable. Les altérations ne sont pas également répandues dans toutes les parties de l'organe : le sang, par conséquent, afflue d'une manière plus abondante en certains points que dans d'autres ; il survient une stase plus ou moins chronique, qui a pour conséquence un catarrhe de la muqueuse ; cette dernière se ramollit, l'utérus est plus fortement congestionné et les règles deviennent de véritables pertes.

D'un autre côté, le sang circulant plus lentement dans le parenchyme utérin, il y a des exsudations plus ou moins considérables, ce qui produit l'engorgement chronique de l'utérus, affection qui peut ne pas rester limitée au parenchyme, et qui, prenant un caractère véritablement inflammatoire, s'étend aux enveloppes péritonéales de l'utérus, aux organes voisins, au petit bassin.

Ainsi, il y aurait des complications à marche chronique, dépendant des lésions de nutrition, survenant surtout à la suite de l'hypérémie de l'utérus et de son ramollissement.

M. Chassaignac (*Traité des opérations chirurgicales*, vol. II) a considéré dans les flexions, l'effet produit : 1° par le déplacement de l'utérus ; 2° l'effet résultant du ballottement.

D'après ce chirurgien, un utérus fléchi et maintenu en position de telle sorte qu'il ne puisse ballotter, n'est pas douloureux, ne cause point de désordres.

Nous l'avons dit : nous pensons que la flexion gêne la menstruation, nous croyons que les conséquences des anomalies de menstruation sont très graves pour les malades, nous sommes convaincu enfin que cette lésion utérine finit par s'étendre aux annexes de l'utérus; par conséquent, l'utérus anormalement situé, entraîne, pour nous, d'autres troubles que ceux de douleurs passagères. — Nous ne nions pas un fait connu de tous les praticiens, savoir qu'une ceinture hypogastrique soulage la plupart des femmes atteintes de flexions; mais tant que la menstruation ne sera pas régulière, sans douleurs, tant que la malade aura des pertes de sang un peu trop prolongées, nous soutiendrons que l'utérus peut devenir le point de départ d'affections plus graves.

Nous allons donner quelques observations dans lesquelles la périmétrite est venue compliquer la flexion. Nous eussions pu multiplier nos citations. La première observation est remarquable par une oblitération des culs-de-sacs, consécutive à l'accouchement; la deuxième fera voir une métrite du col, s'étendant aux ligaments larges; la troisième est une observation d'hématocèle. Dans les trois cas, l'utérus devient irréductible.

OBSERVATION. — *Accouchement difficile.* — *Eschares du vagin.* — *Cicatrices et brides unissant la lèvre antérieure du col avec la paroi antérieure du vagin.* — *Rétroflexion réductible.* — *Suppression de la menstruation.* — *Constipation et douleurs lombaires et abdominales.* — *Tiraillements dans les aines.* — *La flexion devient irréductible.*

P..... (Arsène), trente ans, lingère, lymphatique, faiblement constituée, a eu pour la première fois ses règles à dix-sept ans : elle perdait peu, pendant trois jours, sans douleurs; ses règles sont revenues tous les mois régulièrement, jusqu'en 1858, époque où elle connut pour la première fois un homme; ses règles furent supprimées depuis ce temps, une grossesse ne tarda pas à être constatée, et le 4 octobre 1859, elle accoucha d'un garçon vivant à terme; il se présenta par le siége, les fortes douleurs la prirent à onze heures du soir, l'accouchement n'eut lieu qu'à six heures du matin. La délivrance se fit une heure après ; elle dit avoir beaucoup perdu de sang. Elle est restée vingt-sept jours couchée, nourrissant son enfant. On l'a, dit-elle, soignée pour des eschares; elle faisait des injections avec du chlorure de chaux. Elle entre, le 6 avril 1860, à Lourcine, salle Sainte-Marie, n° 21.

Syphilis, uréthrite, vaginite. Toucher. — Le cul-de-sac antérieur est remplacé par une cicatrice résistante, au milieu de laquelle on sent distinctement une bride tranchante ; la lèvre antérieure a complétement disparu ; le doigt arrive dans un cul-de-sac rétréci ; on sent l'orifice du col de la matrice comme un trou au fond d'un entonnoir ; cet orifice est ouvert, du calibre d'une plume de corbeau ; un mucus purulent s'en écoule; la lèvre postérieure est saillante, rouge, desquamée de son épithélium.

Spéculum. — L'introduction en est très douloureuse, la cicatrice saigne aisément; on dilate le spéculum pour la rompre. — Opiat, injections émollientes, repos au lit.

24 avril. — Le cul-de-sac est rétréci, la cicatrice est très contractée, dure au toucher, le col ouvert se rapetisse ; la lèvre postérieure volumineuse, bombée, élastique. La sonde utérine pénètre de 2 à 3 centimètres, il faut porter en arrière sa concavité pour la faire pénétrer ; elle entre de 7 centimètres 1/2. On peut redresser l'utérus, qui semble assez dilaté, à en juger par les mouvements de latéralité, à droite et à gauche qu'on peut imprimer à la sonde.

Par le toucher vaginal, on sent une tumeur en arrière de la lèvre postérieure ; cette tumeur lisse et élastique est l'utérus ; la sonde la fait disparaître en la soulevant. Par le toucher rectal, on sent distinctement : 1° une tumeur du volume d'une noix, qui est le col utérin et qui est séparée par un espace d'un centimètre au plus d'une seconde tumeur, du volume d'une petite poire, lisse, arrondie, mobile; on peut repousser cette seconde tumeur, elle retombe dès qu'on retire le doigt; mais on sent nettement la seconde tumeur se continuer avec la première en formant un coude. Par le palper abdominal, on ne peut parvenir à sentir l'utérus. Le vagin ne cédant pas, il est impossible de sentir l'utérus à travers les parois abdominales. La malade se plaint de douleurs dans les lombes, de pesanteurs sur le périnée, de tiraillements dans les aines. Introduction d'une éponge préparée dans le cul-de-sac postérieur.

Jusqu'au 4 juin, on essaye de dilater le cul-de-sac postérieur au moyen d'éponges préparées. On abandonne ce moyen qui fait beaucoup souffrir la malade. Les règles ne sont pas revenues depuis l'accouchement, quoique P... ait cessé de nourrir depuis la mort de son enfant (21 avril).

16 juillet. — Douleurs dans le bas-ventre, s'irradiant au rectum ; constipation opiniâtre, céphalalgie, catarrhe purulent du col. — Sinapismes aux jambes, bains, deux lavements chacun avec 25 grammes de miel de mercuriale.

Les troubles menstruels continuent à se manifester tous les mois sans que les règles apparaissent.

12 novembre. — Douleurs abdominales très vives, sensation de pesanteur sur le fondement. Efforts infructueux de défécation, douleurs lombaires, constipation.

13 novembre. — Fièvre intense, douleur abdominale s'exaspérant par la pression ; élancements à chaque mouvement. Toute tentative de défécation cause d'atroces douleurs, de plus, l'utérus est fort volumineux et sensible au toucher rectal ; on essaye de le relever, mais les douleurs sont trop vives ; on renonce aussi à l'introduction de la sonde utérine. Cet état dure jusqu'au 18 novembre. Les douleurs ont disparu ; selles abondantes en diarrhée après sept jours de constipation.

Toucher. Plus de lèvre antérieure, plan résistant la remplaçant, deux brides très nettes : le fond du vagin est rétréci, l'index peut à peine y pénétrer. La sonde utérine arrêtée à 3 centimètres ne peut pas pénétrer plus loin. Par le toucher rectal, on constate que le corps utérin est très volumineux, encore un peu sensible, mais on ne peut plus le repousser comme au premier examen.

26 novembre. — La malade demande à sortir, on lui donne

son exeat. P... restant comme infirmière à l'hospice, j'ai pu la suivre après sa sortie de la salle. Les règles sont venues le 12 janvier 1861, elles ont été peu abondantes et très douloureuses. La malade se plaint d'un prurit vulvaire très désagréable ; elle a beaucoup de peine à retenir ses urines. Depuis, les règles ont toujours été régulières, très douloureuses ; elle compare les douleurs qu'elle ressent aux douleurs de l'accouchement ; après huit à dix heures de sensation de pesanteur, elle commence à tacher son linge ; son sang est pâle, l'écoulement dure trois jours et une leucorrhée très abondante lui succède ; au mucus trouble et visqueux qui sort en grande quantité de l'utérus, se joint un pus blanchâtre, peu épais et une rougeur vulvaire très nette. Constipation très opiniâtre au moment des menstrues.

Ainsi, en résumé, une femme de trente ans, scrofuleuse, accouche à terme après une grossesse normale ; l'enfant se présente par le siége, l'accouchement est long, la délivrance s'accompagne de pertes abondantes, elle est soignée pour des eschares du vagin. Six mois après elle entre à Lourcine atteinte de syphilis et d'uréthro-vaginite. Brides cicatricielles unissant la lèvre antérieure du col à la paroi antérieure du vagin. Col rétréci, hypertrophie de l'utérus et rétroflexion réductible. Signes rationnels de la rétroflexion, douleurs abdominales, céphalalgie. 16 juillet 1860. — Ces troubles menstruels se manifestent chaque mois, vers le milieu du mois jusqu'au 12 novembre. Douleurs abdominales très vives. Périmétrite, l'utérus n'est plus réductible. Dysménorrhée et troubles rationnels de la flexion augmentant à chaque époque menstruelle.

OBSERVATION. — *Menstruation régulière et abondante. — Grossesse. — Perte sanguine. — Allaitement pendant douze jours. — Reprise des occupations sept jours après l'accouchement. — Rapports sexuels trois semaines après. — Douleurs abdominales exaspérées au moment de la menstruation. —Syphilis.— Uréthro-vaginite.—Métrite du col.—Troubles de la menstruation. — Catarrhe utérin se manifestant après les règles. — Ulcérations du col. — Antéflexion réductible. —Douleurs de la fosse iliaque droite. — Au bout de six mois, quoique les symptômes de métrite soient améliorés, l'antéflexion est irréductible.*

G... (Louise), âgée de vingt et un ans, domestique, entre le 18 avril 1861, lit n° 7, salle Saint-Louis. Cette femme très sanguine, assez forte de constitution, a été réglée pour la première fois à quatorze ans environ. Les règles qui pendant les six premiers mois étaient peu abondantes, durent environ sept à huit jours, reviennent toutes les quatre semaines avec assez de régularité. Premier coït à dix-sept ans.

En février 1860, après une grossesse assez pénible, après des vomissements pendant les deux premiers mois, des douleurs dans le bas-ventre et des tiraillements dans le haut des cuisses, elle mit au monde un garçon, après neuf mois de gestation. (Elle eut une hémorrhagie assez abondante après sa couche. Le travail avait duré sept heures). — Elle allaita son enfant pendant douze jours, quitta son lit le septième jour et reprit ses travaux. Un mois après son accouchement, ses règles revinrent fort abondantes et sa matrice, disait-elle, la faisait souffrir, surtout lorsqu'elle frottait les appartements ou qu'elle soulevait les fardeaux. Elle avait revu son amant environ trois semaines après sa couche; elle affirme n'avoir eu que de rares rapports avec lui. A partir de ce moment, elle souffrit dans le bas-ventre, surtout à l'époque menstruelle; elle perdait abondamment en blanc; son linge présentait des taches jaunes verdâtres, bien limitées, comme gommées. Elle entra à la Charité dans l'été 1860, ne pouvant plus se livrer à ses travaux habituels. Elle y resta deux mois, on lui fit faire des injections, elle prit des bains, des pilules, on lui cautérisa le col plusieurs fois. Depuis sa sortie de la Charité, ses règles sont devenues plus abondantes et plus fréquentes, elle perd tous les vingt-quatre jours et pendant huit à dix jours. Les dernières règles remontent au commencement d'avril.

Examen le 18 avril. — Syphilis, uréthrite, ulcération de l'orifice des glandes de Bartholin, vaginite.

Utérus. — Le col est volumineux, ouvert. Une mèche d'albumen blanchâtre, strié de jaune, visqueux, s'échappe du col. Une large ulcération granuleuse, d'un rouge vif, occupe les deux lèvres, se prolonge dans l'intérieur du museau de tanche.

Le toucher vaginal fait constater un col mou, les deux lèvres boursouflées ; la lèvre antérieure semble plus volumineuse, ce que l'on n'avait pu bien apprécier au spéculum. Dans le cul-de-sac antérieur on sent une tumeur élastique du volume d'un œuf de dinde ; elle est lisse, bien circonscrite, peu sensible au toucher ; une pression assez forte provoque une douleur sourde ; on soulève aisément la tumeur qui reprend sa place dès qu'on cesse la pression. Les culs-de-sac latéraux et postérieurs sont libres. La sonde utérine pénètre sans difficulté à une profondeur de 7 centimètres et demi. L'utérus, sensiblement redressé, peut être en même temps senti au-dessus du pubis. La cavité utérine est très large et comme rugueuse. La sonde ramène un albumen opaque, visqueux, strié de sang.

Cette femme nous déclare souffrir dans le bas-ventre (elle désigne la ligne médiane entre le pubis et l'ombilic), rarement de douleurs de reins. Elle perd beaucoup en blanc ; sa chemise, qu'elle a depuis ce matin, présente d'assez larges taches verdâtres gommées.

Diagnostic. — Antéflexion réductible, utérus hypertrophié.

Traitement. — Une pilule de 5 centigrammes de protoiodure, trois injections d'alun, bains alcalins, opiat (composé de copahu, 40 grammes ; cubèbe, Q. S. pour donner la consistance d'opiat) deux fois par jour ; tisane de houblon.

. Au commencement de mai, mal de tête et pesanteur sur le fondement; légère épistaxis, constipation opiniâtre. Même état de l'utérus ; la vaginite est moins intense.

Le 20 mai, douleurs très vives à droite dans l'abdomen. Les douleurs forment comme une ceinture et partent du milieu de la fosse iliaque droite; elles sont exaspérées par la pression. Les tentatives faites pour sentir le ligament large droit sont tellement douloureuses que je dois y renoncer : je dois dire cependant que je n'avais pas senti de tumeur. Dans le cul-de-sac antérieur, la tumeur formée par le corps de l'utérus semble augmenter de volume ; elle est plus lourde et plus molle. Le col est énorme, la lèvre antérieure fait une saillie telle, que le spéculum (dont l'introduction est très douloureuse) peut à peine embrasser la lèvre postérieure. L'ulcération persiste, il s'écoule un flot de pus verdâtre de l'orifice du col dilaté. — *Diagnostic.* Métrite du col. Repos au lit, cataplasmes laudanisés sur l'abdomen.

Le 22 mai, à cinq heures du matin, les règles se manifestent. Elles sont très abondantes, durent dix jours et causent de violentes coliques.

· Miction fréquente et douloureuse, diarrhée abondante ; l'utérus est très sensible au toucher.

4 juin. — Les règles ont cessé depuis deux jours. La malade dit qu'elle perd beaucoup en blanc, l'ulcération du col est saignante, d'un rouge cerise : l'orifice du col est dilaté, il s'en échappe des flots de pus verdâtre ; la lèvre antérieure est encore saillante quoique moins volumineuse; la tumeur du cul-de-sac antérieur revenue à son volume primitif, est très douloureuse : les culs-de-sac sont libres et la pression n'est douloureuse ni à droite ni à gauche.

J'ai perdu de vue la malade pendant six mois, les époques de ses règles indiquées sur sa pancarte sont les suivantes : commencement d'avril, 22 mai, 12 juin, 16 juillet, 9 août, 12 septembre, 16 octobre, 6 novembre. Elle me dit que dans les premiers temps elle souffrait beaucoup pendant son époque, mais que depuis les deux derniers mois elle ne s'apercevait que d'une augmentation de pertes blanches survenant après ses règles.

2 décembre. — Le col est toujours volumineux, la lèvre antérieure plus saillante que la postérieure, le col est fermé, l'ulcération a disparu. En comprimant le col, on en fait sortir un peu d'albumen transparent et très visqueux. La tumeur formée par le corps est toujours dans le cul-de-sac antérieur, elle est notablement diminuée de volume et insensible à la pression, mais peut être soulevée. La sonde utérine pénètre avec assez de difficulté, l'obstacle se trouve à l'orifice interne. En inclinant fortement la sonde en avant, on dépasse l'orifice de 2 centimètres à peu près, mais on ne peut aller plus loin, la malade se plaint de vives douleurs. On ne soulève pas le corps de la matrice, même en aidant la réduction avec la main. On sent nettement des brides qui retiennent l'utérus en avant.

En résumé : femme de vingt et un ans, ayant eu à vingt ans une grossesse difficile et une couche suivie d'hémorrhagie ; elle ne nourrit que douze jours et reprend ses travaux pénibles au bout d'une semaine ; un mois après les couches, retour menstruel, écoulement sanguin abondant, douloureux, suivi de métrite, qui la retient deux mois à l'hôpital. A son entrée à Lourcine, 18 avril 1861, huit mois après sa sortie de la Charité, elle est atteinte de syphilis, d'uréthro-vaginite, d'antéflexion réductible avec hypertrophie de l'utérus ; de métrite interne et d'ulcération du col ; les règles ne se produisent pas au commencement de mai ; le 20 mai, signes de péritonite à droite, métrite du col ; le 22 mai, les règles paraissent et durent dix jours. A la suite des règles, la douleur de la fosse iliaque droite disparaît, la métrite devient plus intense. La menstruation, pendant six mois, est assez régulière, pendant les premiers mois elle est douloureuse, puis elle s'accompagne de métrite interne avec exacerbations après les règles. En décembre, l'antéflexion est irréductible, par suite de pelvi-péritonite développée à la suite de rétention menstruelle et ayant formé des adhérences entre le corps de l'utérus et le cul-de-sac vésico-utérin.

OBSERVATION. — *Leucorrhée.* — *Menstruation abondante régulière.* — *Dysménorrhée douloureuse depuis une antéflexion, devenue en décembre 1860 une véritable infraction.—Troubles causés par la rétention du flux menstruel.* — *Hématocèle s'ouvrant dans le rectum.* — *Induration des culs-de-sac et surtout à droite.* — *Irréductibilité consécutive de l'utérus.*

La nommée X... (Clémentine), âgée de vingt-deux ans, femme de peine, tempérament sanguin, constitution forte.

Réglée pour la première fois à treize ans, elle perd abondamment toutes les quatre semaines ; son époque est précédée de pertes blanches fort abondantes, l'écoulement de sang dure huit jours, et depuis deux ans s'accompagne de douleurs fort vives dans les reins et de coliques dans le bas-ventre. Les premières relations sexuelles ont eu lieu à l'âge de treize ans; elle n'a eu ni enfants ni fausses couches. Les règles finissent le 14 décembre.

Examen le 16 décembre : Syphilis. — Antéflexion telle que la tumeur du cul-de-sac antérieur touche presque le col, qui est fortement repoussé en arrière et en haut. Lèvre antérieure volumineuse et ulcérée, sonde utérine ne dépassant pas l'orifice interne, utérus douloureux à la pression, mucus filant et trouble sortant du col.

On la passe au spéculum le 2 janvier 1861, elle se plaint de vives douleurs dans le bas-ventre ; le 4 janvier, écoulement de sang peu abondant, mais qui soulage la malade ; le soir elle va laver sa vaisselle, se mouille, prend froid et les règles s'arrêtent.

Le 5 janvier. — Pesanteur de l'utérus, tension dans le bas-ventre, maux de tête, crampes d'estomac, bâillements, prurit des seins, diarrhée.

10 janvier. — Toucher vaginal douloureux, utérus très sensible.

Tout mouvement imprimé à la tumeur formée par le corps de l'utérus cause des élancements très douloureux ; col ouvert, culs-de-sac chauds.

15 janvier. — Douleurs de tête très vives, constipation depuis quatre jours, coliques assez douloureuses.

16 janvier. — Ce matin la femme s'est levée, et échappant à la surveillance de la sœur, elle est descendue à la salle des bains. Là elle a été prise d'une vive douleur dans le bas-ventre, ses compagnes l'ont ramenée dans la salle ; je la trouve pâle, les traits altérés, le pouls vif et petit, 96 pulsations. Elle se plaint de douleurs très vives dans le bas-ventre, la pression sur l'abdomen ne peut être supportée. Elle a eu une sensation de chaleur subite dans le bas-ventre ; maintenant elle se plaint de douleurs aiguës revenant par élancements.

Toucher vaginal. — Je tombe sur une tumeur molle qui remplit le cul-de-sac postérieur et qui lui a enlevé sa forme concave, elle me donne une sensation de gélatine. J'enfonce aisément mon doigt et puis repousser cette tumeur sans causer de douleur trop vive. Le col est en avant, un peu en haut et regarde obliquement en bas et en avant. La tumeur formée par le corps de l'utérus est en avant sous les pubis. A droite, la pression abdominale et le toucher vaginal combinés causent une vive douleur.

Par le rectum, on sent une tumeur molle mal limitée, ayant le volume d'une orange. — Large vésicatoire sur l'abdomen.

17 janvier. — Mauvaise nuit, douleurs très vives, vomissements cessant dès que la malade a avalé plusieurs morceaux de glace ; langue rouge et sèche. Toucher : Tout le pourtour de l'utérus est pris, les culs-de-sac sont résistants ; à droite, douleur très vive augmentée par la pression hypogastrique. On ne sent plus le corps de l'utérus. Tumeur un peu plus dure dans le cul-de-sac postérieur (léger écoulement muqueux strié de sang par le col qui est ouvert), elle regarde à gauche et en bas ; utérus douloureux à la pression. Grâce au calomel donné à l'intérieur (10 centigrammes en dix paquets et pendant trois jours), aux vésicatoires répétés, la tu-

rieur se limite et la pelvi-péritonite ne dépasse pas le petit bassin.

Le 23 janvier. — Tumeur dure dans le cul-de-sac droit, tumeur lisse, élastique, ondulée dans le cul-de-sac postérieur. Le cul-de-sac antérieur est pris et l'on ne peut sentir le corps de l'utérus.

La tumeur postérieure persiste : le 14 mai elle s'ouvre dans le rectum. La malade sort en juillet, le jour de son départ je constate : corps de l'utérus en avant et fixé ; point induré dans le ligament large droit, sensation d'empâtement dans le cul-de-sac postérieur.

Toucher rectal. — Induration dans l'étendue de 4 centimètres, on sent une tumeur résistante et douloureuse à la pression. La malade sort en permission et ne rentre pas.

En résumé : femme de vingt-deux ans, à menstruation abondante : antéfraction, syphilis : les règles s'arrêtent par suite d'un refroidissement ; tension de l'utérus ; symptômes inflammatoires : hématocèle se développant à la suite d'une imprudence : ouverture de la tumeur dans le rectum. Points empâtés dans les ligaments larges et le cul-de-sac postérieur. Irréductibilité de l'utérus.

On pourra m'objecter que l'antéflexion n'a été pour rien dans la production de l'hématocèle : cependant dans un utérus normal, aurait-on observé les symptômes inflammatoires qui se sont produits du 5 au 10 janvier. Nous persistons donc à affirmer que, dans ce cas, la position anormale de l'utérus s'opposant à la libre excrétion du sang menstruel, a favorisé l'épanchement sanguin dans le petit bassin.

CHAPITRE V.

ANATOMIE PATHOLOGIQUE.

Il est fort difficile de reconnaître dans les lésions observées après la mort les altérations qui ont précédé la flexion et de savoir au juste ce qui a été cause et ce qui a été effet.

Nous étudierons d'abord les altérations de l'utérus lui-même, puis les altérations de ses annexes, enfin les modifications dans les rapports de l'utérus et des organes pelviens.

Altérations de la forme de l'utérus. — Comparé par madame Boivin à un cornichon, à un fer à cheval (Sommer), complétement replié sur lui-même de sorte que le fond de l'utérus soit voisin du col, on peut dire que l'utérus présente les formes les plus variées. Tantôt l'angle de flexion a son sommet sur le col, tantôt et le plus ordinairement il porte sur l'orifice interne. Dans les rétroflexions, la forme de l'utérus est en général, celle d'une cornue; l'angle est remplacé par une courbe.

Quelle que soit la forme de l'utérus, il y a toujours un fait important, c'est l'hypertrophie d'une des parties de cet organe, le fond et la lèvre antérieure dans l'antéflexion, la lèvre et la paroi postérieure dans la rétroflexion. Les antéflexions peuvent de plus exister sans que le parenchyme utérin soit altéré. D'où le peu d'importance dans la plupart des cas des troubles provoqués par cette déformation, tandis que les rétroflexions surviennent le plus souvent après des accouchements, à une époque où l'utérus n'a pas accompli sa métamorphose régressive : les parois reviennent incomplétement sur elles-mêmes, la transformation graisseuse des fibres musculaires lisses, des vaisseaux, des nerfs, se fait beaucoup plus lentement et d'une manière incomplète, il en résulte des hypertrophies, des dilatations vasculaires, surtout veineuses, qui expliquent l'abondance du flux menstruel et surtout la durée prolongée des règles. Dans la rétroflexion, il y a abaissement de l'utérus et le plus souvent hypertrophie du fond de l'organe.

Nous avons suffisamment insisté sur la rigidité de l'inflexion, sur la tendance plus ou moins marquée du corps de la matrice de reprendre telle ou telle position, enfin sur la mobilité générale de l'organe.

Si nous fendons un utérus fléchi, nous trouverons en général ses parois hypertrophiées : à la coupe, le parenchyme utérin crie sous le scalpel, il est dur ou plutôt il existe une partie dure. Rokitansky a surtout le mérite d'avoir insisté sur ce point.

En dessous de la muqueuse hypertrophiée, épaissie, vultueuse, violacée, se trouve un tissu conjonctif très lâche, qui explique la facilité avec laquelle on peut plisser la muqueuse; au-dessous, on trouve une couche plus épaisse, comme lardacée, jaunâtre, tranchant avec le tissu coloré de l'utérus. Cette couche résistante semble, d'après M. Rokitansky, supporter l'utérus. Il est un fait positif, c'est que le plus souvent, dans les flexions, je l'ai trouvée brisée à la hauteur de l'orifice interne; on voit les deux parties qui devaient former une couche continue, former une stratification discordante; la partie supérieure est disloquée en avant, l'inférieure en arrière.

Dans les cas anciens, le tissu sous-muqueux est riche en sucs et fort épais, la cavité utérine est rétrécie, la muqueuse a toutes les apparences de la caduque ; elle présente d'innombrables villosités, ce qui lui donne l'aspect du velours. L'hypertrophie porte sur toutes les parties; les glandules augmentent de volume, elles s'allongent, viennent faire saillie à la surface de la muqueuse, provoquent son allongement; la muqueuse, rouge, violacée, vultueuse, vient alors former des rides qui tendent à se porter vers l'orifice interne et qui là deviennent le germe de ces polypes muqueux qui dilatent l'orifice interne et viennent faire saillie au dehors. Les ovules de Naboth sont aussi hypertrophiés, leur volume devient trois ou quatre fois plus considérable, la muqueuse qui les recouvre présente des arborisations que je ne saurais mieux comparer qu'aux arborisations qui recouvrent les follicules clos des plaques de Peyer dans la fièvre typhoïde. Quelquefois les ovules de Naboth se rompent, ils contiennent alors un liquide trouble, riche en noyaux et en jeunes cellules glandulaires; le plus souvent ils sont remplis de pus concret, forment des saillies plus ou moins considérables, oblitèrent plus ou moins l'orifice interne qui en est comme entouré.

J'ai étudié fort soigneusement les lésions de l'orifice interne, quand la flexion porte sur ce point. Je puis dire avec Virchow, qu'en ce point les lésions, si elles existent, ne sont pas primitives. Le plus souvent on trouve les fibres musculaires plus grêles, plus fines: la coupe tendrait à faire croire à de fines fibres conjonctivales; ordinairement, il n'y a pas dégénérescence graisseuse; je ne l'ai observé que dans deux cas de rétroflexions anciennes et consécutives à l'accouchement. La muqueuse, en ce point, présente une hypertrophie glandulaire marquée et de nombreux œufs de Naboth. Le tissu péritonéal présente une notable atrophie.

Quand la flexion est ancienne, le point d'inflexion est nettement aplati: et si je n'ai jamais vu de dégénérescence, j'ai du moins pu constater une véritable atrophie du parenchyme utérin; les fibres étaient comme tendineuses et fort peu volumineuses. D'après Scanzoni (*Lehrbuch der Krankheiten der weiblichen*

8

Sexualorgane, Vienne, 1857, p. 72), il y aurait, en ce point du col utérin, une diminution dans la résistance et dans la rigidité du tissu. Dans plusieurs pièces anatomiques, le professeur de Wurzburg remarqua, à la hauteur de l'orifice interne, un point ramolli, jaunâtre, tranchant par là sur les parties rouges et claires du parenchyme environnant. Il concluait (d'un seul examen microscopique il est vrai), qu'en ce point les fibres musculaires avaient subi une dégénérescence graisseuse. Virchow pense que cette opinion est produite par une illusion d'optique. La coupe des fines fibres élastiques aurait fait croire à des granulations graisseuses. Dans toutes les autopsies, j'ai pu constater une atrophie qui m'a semblé consécutive; les fibres utérines étaient comprimées, diminuées de volume, mais (deux cas de rétroflexions exceptés) je n'ai jamais vu de point jaune et ramolli. Au contraire, en ce point, le tissu utérin criait sous le scalpel et ressemblait entièrement à la coupe d'un tendon.

J'ai assez souvent rencontré des dilatations variqueuses des plexus pampiniformes : les veines volumineuses et nombreuses pouvaient être senties à travers les culs-de-sac latéraux. Chez les vieilles femmes, j'ai très souvent rencontré les traces du catarrhe chronique de la matrice; dans une autopsie récente, j'ai trouvé, avec une rétroflexion, un catarrhe chronique et un polype qui, partant du corps de l'utérus, s'échappait au dehors du museau de tanche.

A la Salpêtrière, les femmes âgées m'ont présenté des utérus petits, ratatinés; les deux cavités, col et corps, semblaient séparées par un rétrécissement de l'orifice interne, dur, résistant, cartilagineux; dans bien des cas, j'ai trouvé une accumulation de mucus blanchâtre et opalin dans le col; les replis utérins obturaient le col et empêchaient l'écoulement au dehors. Du reste, chez la femme âgée, l'orifice interne tend à s'oblitérer, même lorsqu'il n'y a pas de flexion. Scanzoni (*loc. cit.*, p. 73) parle de cas analogues. Deux fois il rencontra l'atrésie complète de l'orifice interne, et il l'attribue en partie au retrait sénile du tissu utérin au point infléchi, en partie à des adhérences de la muqueuse, adhérences consécutives à la desquamation épithéliale qui accompagne le catarrhe chronique.

Ce fait d'atrésie de l'orifice interne se remarque aussi dans un âge moins avancé : il est surtout remarquable chez les femmes qui ont une affection des trompes et une torsion consécutive de l'utérus ; je n'ai jamais vu l'oblitération complète de l'utérus, mais bien souvent j'ai éprouvé de la peine à franchir l'orifice interne avec de fines bougies de gomme. C'était une résistance comme cartilagineuse, et en faisant tourner la bougie et en pressant d'une manière continue, je suis toujours parvenu à dépasser l'orifice interne et à pénétrer dans l'utérus. Sommer (*loc. cit.*, p. 206) décrit une pièce qu'il intitule : antéflexion coexistant avec une atrophie concentrique. Il désigne sous ce nom ce que Schœnlein a appelé *metritis deformans*. L'utérus d'une femme ayant succombé à la fièvre typhoïde, est antéfléchi et présente la forme d'un fer à cheval ; par le toucher vaginal, on ne pouvait sentir que la face postérieure de la portion vaginale qui était entièrement horizontale, la paroi antérieure de l'utérus était parallèle, l'orifice du col regardait en avant et en haut.

A l'autopsie, on trouva le corps parallèle avec le col, le fond utérin regardant l'excavation vésico-utérine. L'utérus était notablement diminué de volume, il avait en tout 2 pouces de long. Les parois étaient atrophiées, le rétrécissement de l'orifice interne était si considérable qu'il fut impossible de le franchir avec la sonde de Kiwisch ; le tissu utérin était blanchâtre, anémique, très résistant, comme cartilagineux, criant sous le couteau. L'utérus pouvait être redressé, mais, abandonné à lui-même, il reprenait toujours sa position anormale. Au-dessus de la flexion, la muqueuse du corps était ramollie, d'une couleur gris ardoisé.

Les trompes sont modifiées toutes les fois que la flexion s'est compliquée de périmétrite. Tantôt elles sont volumineuses, gorgées de sang, ressemblant à de grosses sangsues, tantôt elles sont remplies de pus concrété, presque calcaire, qui les obture. Elles présentent souvent des traces de catarrhe et des adhérences anormales. Nous y reviendrons plus tard.

Le rectum et la vessie portent des traces de congestion. Le premier est souvent le siége d'hémorrhoïdes, et nous avons cité une observation dans laquelle le flux hémorrhoïdal finit par remplacer la menstruation. La vessie est le plus souvent hypertrophiée ; son bas-fond est soulevé par le col utérin dans la rétroflexion, et comprimé par le corps de la matrice dans l'antéflexion. Quant à l'ampoule rectale, elle est la conséquence de la constipation opiniâtre causée surtout par les rétroflexions.

Mais les lésions les plus remarquables se produisent à la suite des inflammations du petit bassin, inflammations consécutives à des troubles de la menstruation qui sont si fréquents chez les femmes affligées de flexions. Et ici, il nous faut bien distinguer la pelvi-péritonite primitive si fréquente après les accouchements, et cause ordinaire d'un grand nombre de flexions, et la pelvi-péritonite secondaire consécutive aux flexions, et qui, le plus souvent, les rend irréductibles et fort graves.

La pelvi-péritonite primitive peut causer des flexions de l'organe, nous l'avons établi dans l'étude du mécanisme, et la fréquence des adhérences péritonéales sur les cadavres avait fait penser à Virchow que le plus souvent les flexions étaient dues à cette cause. Les péritonites partielles sont consécutives à des traumatismes, à l'action du busc du corset, à des pressions exagérées. Les femmes englobent sous le nom de *coliques*, ces douleurs très limitées, dont la conséquence est la gêne menstruelle, des adhérences intestinales, des adhérences de l'utérus avec les organes du petit bassin, etc.

On trouve des brides blanchâtres, fibrineuses, élastiques, fort résistantes, qui partent de l'utérus, relient cet organe avec les intestins grêles, le rectum, la vessie, les parois du petit bassin. Dans un cas d'antéflexion, l'appendice iléo-cæcal était uni avec l'ovaire droit de l'utérus légèrement contourné à gauche, et était attiré à droite par cette bride très résistante. Dans un cas d'infraction en arrière, les adhérences de la paroi postérieure (fond de l'utérus et culs-de-sac de Douglas) semblaient avoir été consécutives à la flexion. Il était impossible de redresser l'utérus assez volumineux et hypertrophié.

Quand, après l'accouchement, le retrait de l'utérus ne se fait que lentement, on trouve une notable augmentation dans l'épaisseur des parois et les dimensions de l'organe ; l'évolution régressive ne s'achève pas : l'utérus, paresseux, reste derrière les pubis, mou comme une vessie mouillée, facilement dépressible et ayant de la tendance à se porter en avant et à droite ; qu'une pelvi-péritonite vienne le fixer dans ses rapports anormaux, et il y aura flexion irréductible avec hypertrophie de la matrice, c'est ce que démontre l'observation suivante que je dois à l'obligeance de M. Natalis Guillot, ainsi que la pièce pathologique représentée fig. 5.

OBSERVATION.—*Antéflexion produite par des fausses membranes unissant la face antérieure de l'utérus à la face postérieure de la vessie. Hypertrophie de l'utérus consécutive à l'accouchement.*

La fig. 4 représente l'utérus d'une femme de vingt-huit ans. Après un accouchement régulier, elle éprouve, deux jours après la parturition, des douleurs abdominales très vives, la pression exaspère ces douleurs; l'utérus qui atteint l'ombilic est très sensible, le ventre se météorise, il y a des hoquets, des vomissements verdâtres; le pouls est petit, filiforme, très rapide. On la traite par des sinapismes aux jambes, par des bains, des frictions belladonées. — Cet état dura trois semaines environ; il s'améliora sensiblement; à cette époque, l'utérus dépassait de quatre travers de doigt les pubis, il était possible de le déprimer, mais en provoquant de vives douleurs. Elle sort deux mois après; elle est fort constipée, ne va à la garderobe que tous les deux ou trois jours; dans la station verticale, elle sent des douleurs dans la matrice, la moindre secousse provoque chez elle des envies d'uriner très douloureuses, la fin de la miction est surtout pénible; elle accuse des douleurs lombaires très vives dès qu'elle saute; par le toucher, on constate que le col est très volumineux, la première phalange pénètre dans son intérieur; un peu de douleur à la pression: on sent l'utérus dans le cul-de-sac antérieur, il est toujours volumineux et dépasse de deux travers de doigt la symphyse du pubis.

Au bout de quatre mois, cette femme rentre à l'hôpital : elle a des tubercules dans les deux poumons, le ventre n'est pas douloureux, mais le toucher vaginal et le palper abdominal permettent de constater le volume anormal de l'utérus qui est antéfléchi. La malade ne peut marcher droit, elle éprouve une grande pesanteur dans l'abdomen, des tiraillements dans les aines et des douleurs dans les reins et dans les lombes, elle se plaint d'une leucorrhée très abondante; la malade souffre horriblement quand elle va à la garderobe; la miction est difficile mais moins douloureuse; tout mouvement brusque, un sol inégal, un éternument, etc., lui causent une secousse pénible. Elle n'a pas eu ses règles depuis sa délivrance, et ne nourrissait pas. Cette femme succombe rapidement à une

phthisie galopante. Outre les altérations pulmonaires, on trouve
à l'autopsie :

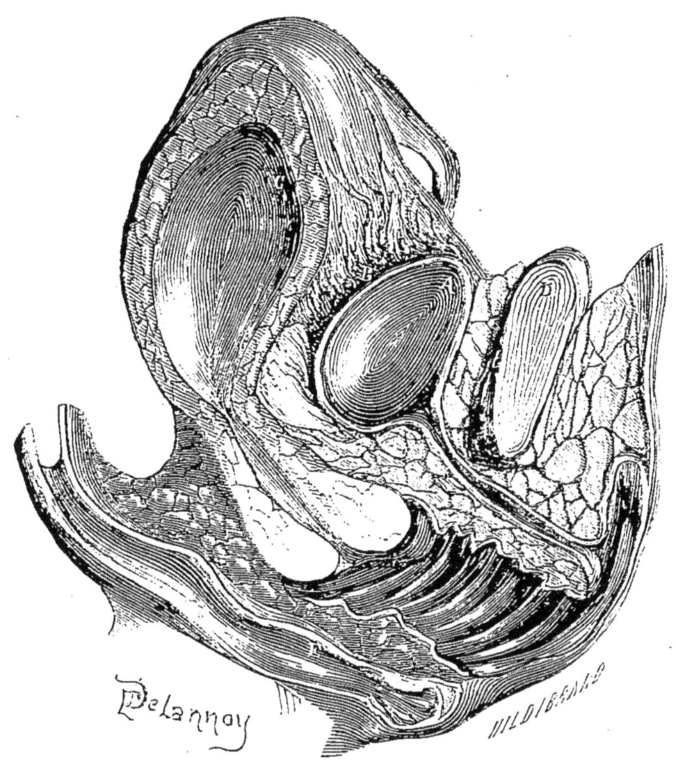

FIG. 4. — Antéflexion produite par des fausses membranes unissant la face antérieure de
l'utérus à la face postérieure de la vessie. Hypertrophie de l'utérus consécutive à l'accouchement. — A, Vessie ; B, fausses membranes unissant le corps de l'utérus à la vessie ;
C, utérus hypertrophié ; D. symphyse du pubis ; E, rectum.

L'utérus, C, volumineux, fibreux, rougeâtre, jaune en quelques points; les parois utérines sont hypertrophiées, surtout le
fond de la matrice; le col largement dilaté, un peu ulcéré à son
orifice, présente une lèvre antérieure plus volumineuse que la
postérieure. La flexion porte sur l'orifice interne et surtout sur
la paroi antérieure. Des fausses membranes se trouvent sur les
intestins, mais on en remarque une certaine quantité blanchâtres, serrées, résistantes, élastiques, B, qui s'étendent de la

face postérieure de la vessie à la face antérieure de l'utérus.
Ces fausses membranes sont parfaitement organisées, elles sont
très solides, elles ont attiré l'utérus en avant, de telle façon que
le corps de l'utérus forme avec le col, un angle presque droit ;
la muqueuse utérine est très épaissie, rouge violacé, vultueuse.
La vessie A présente une très petite capacité, le rectum, E, est
un peu rétréci près de l'anus.

Cette observation démontre combien il est important de
surveiller le retrait utérin après l'accouchement. Dans une série
d'articles remarquables publiés dans la *Gazette des hôpitaux*, et
reproduisant les cliniques faites par M. Pajot, dans le premier
semestre de 1862, l'éloquent professeur insistait sur ce point :
que l'utérus hypertrophié triplait l'étendue du traumatisme
utérin, et favorisait le début de l'infection purulente. On voit
par le cas précédant combien l'inflammation péritonéale peut
avoir d'influence sur la position consécutive de l'organe.

Mais la pelvi-péritonite ne porte pas seulement sur l'utérus;
les ovaires, les trompes, sont quelquefois enlacés dans les
replis inextricables des fausses membranes, d'où la gêne dans
l'ovulation, les hématocèles par suite d'oblitérations de la
trompe, le développement de l'œuf gêné par la fausse membrane
qui entoure l'ovaire. Que devient la fonction menstruelle lorsque l'utérus, les trompes, les ovaires, sont englobés dans un
lacis inextricable de fausses membranes qui font un paquet de
l'intestin grêle, de l'S iliaque et des organes génitaux ? A vrai
dire, il n'y a plus d'écoulement de sang, mais la congestion ne
s'en fait pas moins chaque mois; et si les règles ne se manifestent pas au dehors, les exacerbations mensuelles, la forma—
tion d'abcès provenant tous les vingt-huit jours, les péritonites
se développant toutes les quatre semaines viennent rappeler
qu'il y a encore des ovaires au milieu de cette tumeur informe
qui occupe le bassin.

Dans d'autres cas, les lésions sont moins graves, mais la fécondation est impossible, les ovaires sont repliés en arrière,
rabattus dans le compartiment postérieur du petit bassin. Les
trompes, sans être oblitérées, sont fixées au ligament large et
ne peuvent plus être rapprochées de l'ovaire. Les adhérences
des trompes et des ovaires avec l'intestin expliquent ces douleurs atroces, ces traits de feu dont se plaignent les femmes
constipées. Peut être aussi les souffrances intolérables qui accompagnent dans quelques cas le début des menstrues, souffrances survenant brusquement, et que je ne saurais mieux
comparer qu'à celles qu'on observe dans la péritonite par perforation, sont-elles dues à des adhérences anormales de l'ovaire
et de la trompe.

Ces deux organes sont souvent, dans les flexions anciennes,
le siége d'abcès, de kystes, etc.

L'observation suivante montrera l'influence d'une pelvi-
péritonite consécutive à l'accouchement, sur la position de
l'utérus, des trompes et des ovaires.

OBSERVATION. — *Utérus en rétroflexion et rétroversion par suite
d'adhérences entre l'utérus et ses annexes, d'une part, et le
rectum, de l'autre.*

Cette pièce, que je dois à l'obligeance de M. N. Guillot, pro-
vient d'une femme de quarante ans, multipare, qui accoucha
régulièrement. Le lendemain de son accouchement elle se plaignit de douleurs violentes dans le bas-ventre; les douleurs
étaient profondes, pongitives, s'irradiaient dans le haut des
cuisses, surtout à droite. Le pouls était fréquent, petit et dur.
La malade eut des nausées, la pression augmentait les douleurs.
Après un traitement antiphlogistique énergique, les douleurs
disparurent et la malade fut considérée comme guérie.

Au bout de six semaines elle se leva : la station verticale, la marche lui causaient de violentes douleurs, la miction était douloureuse ; mais c'était surtout dans les efforts faits pour aller à la garderobe, qu'elle souffrait à pousser des cris ; aussi elle se retenait tant qu'elle pouvait, et cependant chaque mouvement provoquait des coliques ; quand elle était droite, elle se plaignait toujours de pesanteurs pénibles dans le fond de l'abdomen.

Examen : On sent au-dessus des pubis une tumeur mal circonscrite, très douloureuse à la pression. Par le toucher, on trouve le col volumineux, largement ouvert, dur, dévié en haut, en avant et à gauche. Dans le cul-de-sac antérieur, en combinant le palper abdominal avec le toucher, on sent une tumeur globuleuse, mal circonscrite, irrégulière, semblant être constituée par des intestins agglomérés. Le cul-de-sac postérieur est rempli par une tumeur lisse, rénitente, élastique, très douloureuse au toucher. Le toucher rectal révèle la face postérieure de l'utérus en rétroversion, et cependant on sent nettement un sillon qui sépare le col du corps. Les douleurs éprouvées pendant la station verticale, la défécation, la miction augmentent sensiblement ; la malade reste un an dans le service sans avoir ses menstrues ; elle succombe à une tuberculisation pulmonaire, quatorze mois après son accouchement.

A l'autopsie, outre des cavernes dans les poumons, on trouve un paquet d'intestins occupant la cavité du petit bassin et réunis entre eux par des fausses membranes (fig. 5).

Au-dessous, se trouve l'utérus, *C*, assez volumineux, dur, résistant, étendu dans les replis de Douglas. Le col, très volumineux, regarde en haut et comprime le bas-fond de la vessie. La lèvre postérieure est bouffie, saillante, le col largement ouvert, déchiqueté sur les bords. L'utérus présente un sillon sur sa face postérieure dans le point qui unit le tiers supérieur

au tiers moyen du canal cervical. La flexion tombe donc ici
sur le col utérin et au-dessous de l'orifice interne. Des fausses
membranes épaisses, blanchâtres, résistantes, élastiques, couvrent la face antérieure de l'utérus, *C*, et de là se portent sur le
rectum fortement abaissé, car le point *F* où l'incurvation inférieur de l'S iliaque commence, est contigu avec le bord supérieur de l'utérus. Les fausses membranes s'étendent aussi à
droite et à gauche sur la trompe et sur l'ovaire. A droite, la

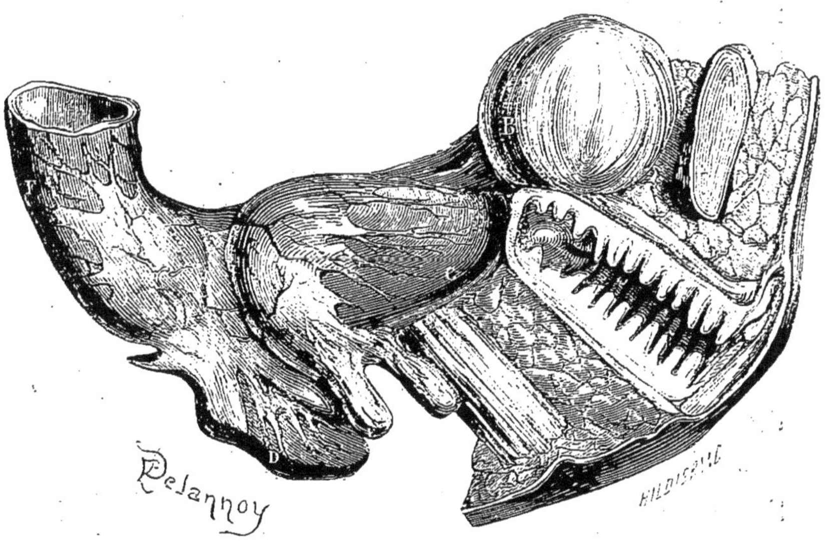

Fig. 5. — Utérus en rétroflexion et en rétroversion, par suite d'adhérences entre l'utérus et ses
annexes, d'une part, et le rectum de l'autre. — *A*, symphyse du pubis; *B*, vessie; *C*, utérus;
D. trompe et ovaire droits repliés sur eux-mêmes et entourés de fausses membranes qui
s'étendent sur les deux cinquièmes supérieurs de l'utérus *C*, et qui de là se portent sur la
courbure du rectum *F*.

trompe, deux fois repliée sur elle-même, est enlacée dans la
fibrine: l'ovaire *D* est entouré de lacis pseudo-membraneux
qui le fixent dans le bas-fond latéral du repli de Douglas. A
gauche, ovaire et trompe formaient un véritable peloton arrondi, inextricable, faisant corps avec la tumeur des intestins
grêles.

A la coupe, le parenchyme utérin est résistant : il crie sous le scalpel, ses parois sont notablement hypertrophiées, sa face interne est couverte d'une muqueuse épaissie, vultueuse, violacée ; replis muqueux à la hauteur de l'orifice interne ; la flexion porte à 1 centimètre de l'orifice interne, rien d'anormal, du reste en ce point. La vessie *B* est très épaissie, le vagin rouge violacé, les replis très épais et saillants. La troisième partie du rectum est comme tendue. Le rectum *F* se recourbe deux fois sur lui-même en dessous de l'utérus ; en ce point les fausses membranes forment un véritable nœud. La face postérieure de l'utérus adhère intimement au rectum.

Nous pourrions décrire plusieurs cas de flexions causées par des tumeurs du petit bassin, des corps fibreux de l'utérus, etc. Nous y renonçons, car nous croirions sortir de notre sujet, l'anatomie pathologique de ces cas exceptionnels variant pour chaque observation.

En résumé, l'anatomie pathologique des flexions peut se résumer comme suit :

1° Lésions d'un système musculaire dont l'utérus n'est qu'une des parties importantes ;

2° Lésions dues à une congestion physiologique dans un organe dont la forme et l'activité fonctionnelle sont modifiées ;

3° Enfin, lésions consécutives aux troubles de l'ovulation et de la sécrétion menstruelles ;

4° Comme cause de déformation de l'utérus, le plus souvent des lésions consécutives à l'accouchement : soit un retrait incomplet, soit une péritonite puerpérale ; des arrêts de développement, des traumatismes directs, un ramollissement des tissus contractiles qui entourent les organes de la génération.

Pronostic. — Toute flexion qui ne s'accompagne pas de troubles menstruels peut être gênante, mais n'est pas dangereuse.

La plupart des flexions anciennes s'accompagnent de troubles plus ou moins graves dans la production et l'excrétion du flux menstruel.

Toute flexion consécutive à une pelvi-péritonite et irréductible amène nécessairement des troubles menstruels.

Les troubles menstruels consistent en augmentation du flux, ou en diminution dans sa quantité. Les affections les plus graves sont celles qui déforment l'orifice interne, et empêchent l'excrétion du sang des règles.

A chaque période menstruelle, les symptômes d'inflammation locale causés par la déformation utérine sont augmentés; le catarrhe utérin devient plus abondant, l'utérus plus volumineux et plus sensible, la congestion cystique et rectale plus active ; à cette période, la flexion simple peut se compliquer , l'infraction irréductible s'accompagner de péritonite pelvienne.

En général, une flexion n'est dangereuse que si elle se complique de périmétrite. Mais on ne doit pas oublier que toute flexion ancienne est plus grave qu'une flexion récente, toute flexion irréductible est plus menaçante qu'une flexion susceptible d'être redressée.

La stérilité est le plus souvent une conséquence de la flexion. Les flexions, peu importantes chez l'enfant, cessent d'être menaçantes chez la femme qui a dépassé l'époque de la ménopause ; chez les femmes âgées, les seuls inconvénients des flexions sont les troubles du côté de la vessie et du rectum.

CHAPITRE VI.

TRAITEMENT ET PROPHYLAXIE.

> Les flexions peuvent être prévenues, guéries,
> lorsqu'elles sont prises à leur début ; les acci-
> dents qu'elles causent peuvent être combattus
> et arrêtés ; mais la cure radicale d'une flexion
> irréductible est dangereuse et impossible.

Faut-il traiter toutes les flexions ? Telle est la première question à laquelle nous avons à répondre. L'antéflexion peu prononcée est, nous l'avons dit, une disposition presque normale ; au moins n'entraîne-t-elle pas des accidents sérieux et des complications graves. Cependant le catarrhe utérin accompagne souvent les antéflexions réductibles : des douleurs lombaires vagues, des dysménorrhées ou des métrorrhagies plus ou moins importantes sont pour le médecin des avertissements de ne pas laisser s'aggraver une difformité qui peut entraîner des troubles sérieux du côté du petit bassin. Les rétroflexions peu prononcées s'accompagnent le plus ordinairement d'abaissement de l'utérus, et dans ces cas-là, on doit tenter la cure radicale si l'on ne veut voir survenir des chutes de l'utérus. En un mot, toutes les flexions ne font pas souffrir, mais toute flexion doit être traitée dès qu'elle cause la moindre souffrance.

Nous allons donc discuter : 1° la cure radicale et 2° le traitement palliatif.

Simpson, Valleix, par leurs tentatives hardies, voyant disparaître la douleur dès que l'utérus était redressé, proposèrent de laisser à demeure des redresseurs dans l'utérus. Dans notre

§ 36 des conclusions, nous résumons les objections qu'on peut faire à cette méthode. Nous nous souvenons d'un épisode du congrès des savants à Vienne, où la question fut jugée et décidée à l'unanimité. C'était le 20 septembre 1856, et M. de Scanzoni présidait la section de gynécologie. M. le docteur Hennig lut un travail dans lequel il résuma l'histoire de dix cas de flexions (six antéflexions, trois rétroflexions, une latéro-flexion), observés dans sa pratique. Cinq de ces déformations utérines étaient incurables (causées par des fibroïdes, des vices congénitaux de conformation) d'après l'orateur : les cinq autres cas guérirent par suite d'applications répétées de la sonde utérine qu'on laissait à demeure. M. Hennig n'observa aucun symptôme fâcheux, et il conclut en disant que le traitement mécanique des flexions n'était ni inutile ni dangereux. Une discussion très vive s'engagea, et après des discours prononcés par Scanzoni, Detschy, Spaeth, Kilian, Retzius, Grenser, l'assemblée vota à une très forte majorité l'ordre du jour suivant : « La section de gynécologie du congrès des savants s'élève contre le traitement mécanique des flexions utérines : elle regarde ce mode de traitement comme dangereux, presque toujours inutile, et dans les rares cas où son action a été bienfaisante, ce n'a été que d'une manière transitoire; les professeurs sont engagés, au nom de l'humanité, à combattre dans leurs cours le traitement mécanique des flexions et à former des élèves dont les doctrines soient opposées à ce mode de traitement. »

Cette sentence est un peu sévère, et nous pensons avec Virchow et Mayer, que dans certains cas, fort rares du reste, le traitement mécanique peut favoriser la guérison. Nous nous élevons complétement contre l'emploi d'un appareil laissé à demeure dans un organe enflammé, contre ce pieu, suivant l'énergique expression de M. Malgaigne, qui vient irriter et léser l'utérus. Bien qu'il soit démontré que le redresseur utérin ne cause pas toujours des métrites ou des accidents graves, les complications qu'il cause sont souvent mortelles et toujours à redouter. Le praticien le plus habile ne peut être certain du complet repos, de l'immobilité absolue de la patiente; en admettant même qu'il n'y ait pas de mouvements brusques et involontaires, la malade peut-elle s'empêcher de faire une forte inspiration et de comprimer brusquement l'utérus maintenu par cette sorte de tuteur interne? Aussi, tout en préférant d'autres moyens, nous devons le dire, faisons-nous une grande différence entre le redressement momentané de l'utérus par la sonde utérine et les redresseurs qu'on laisse à demeure dans la matrice. Pour dilater un rétrécissement de l'urèthre chez l'homme, on passe successivement des sondes de plus en plus volumineuses; ou les fait garder une heure ou deux, mais jamais il n'est venu à l'idée des chirurgiens de laisser l'instrument dans l'urèthre pendant des jours ou des semaines.

Il est enfin des cas où la guérison est impossible, ce sont les cas d'adhérences, soit par suite de pelvi-péritonites, soit par la formation de tumeurs en contact avec l'utérus. Ces cas-là ne doivent pas être traités par les redresseurs; tout procédé mécanique serait dangereux et doit être rejeté.

Le redressement momentané de l'utérus a pour effet de dilater le canal cervical et d'empêcher les adhérences. Mais il faut le dire, ce n'est pas le meilleur moyen de triompher de l'inflammation qui complique si souvent les flexions. Quant aux mèches introduites dans le rectum et proposées par M. Huguier pour maintenir réduites les rétroflexions réductibles, nous les rejetons. Nous avons, dans plusieurs cas, pu constater les douleurs atroces que ces mèches, qui, pour être actives, doivent être volumineuses, causaient aux malheureuses patientes. Les pessaires n'ont aucune action, et ne sont pas plus utiles dans les flexions que dans les versions.

Toutes les flexions anciennes s'accompagnent de signes d'inflammation locale.

Notre aimé maître, M. Chassaignac, a spécialement étudié les causes de cette inflammation locale ; d'après le chirurgien de Lariboisière (*Traité des opérations chirurgicales*, t. II, p. 926 et suiv.), les déviations de la forme et de la position de l'utérus donnent lieu à des accidents de deux ordres : à des accidents fonctionnels, à des accidents douloureux ; ces derniers sont dus au ballottement ou secousses que subit l'utérus dévié. Aussi M. Chassaignac cherche-t-il à immobiliser l'utérus par tous les moyens possibles : ceinture hypogastrique, pessaires : ou bien en favorisant l'embonpoint des malades ; l'utérus ne ballottera pas dans un bassin rembourré de tissu adipeux.

Sans nul doute, le ballottement est douloureux et contribue à provoquer les inflammations de l'utérus. La plupart des pelvi-péritonites traumatiques ne reconnaissent pas d'autre cause, aussi sommes-nous complétement avec M. Chassaignac lorsqu'il réclame une ceinture hypogastrique. Une ceinture hypogastrique large, faite spécialement pour la malade, embrassant bien l'hypogastre, soutient les pressions exagérées de l'intestin et empêche les efforts brusques, les hoquets, les accès de toux, les efforts de défécation, d'agir directement sur l'utérus. L'utérus fléchi n'aura pas à supporter le poids de tous les viscères et les compressions brusques et inopinées. Nous n'avons pas autant de confiance dans les pessaires, qui nous ont toujours donné les résultats négatifs et qui sont douloureux dans le principe et inefficaces à la longue.

Mais il nous semble que M. Chassaignac a négligé un des éléments essentiels de la question : je veux parler de la congestion menstruelle. Si l'on eût tenu compte de la réplétion mensuelle des vaisseaux utérins, il eût été facile de répondre aux phrases suivantes du même auteur (*loco citato*, p. 932) : « Sans connaître au juste en vertu de quelle cause et par quel mécanisme les accidents des déviations utérines se modifient et disparaissent avec le temps, il est positif que leur durée est temporaire……. A cet égard, nous pourrions mettre un observateur quelconque en demeure de nous montrer une femme d'un certain âge souffrant encore d'une déviation utérine dont elle aurait conservé les effets depuis sa jeunesse. Si la non-existence d'une pareille observation est un fait exact et démontré, et il l'est pour nous, c'est la meilleure preuve que l'on puisse donner que les accidents des déviations utérines sont essentiellement temporaires de leur nature. »

Oui, la flexion peut être douloureuse tant que la menstruation est gênée ; elle peut ne causer aucune douleur lorsque les règles se produiront régulièrement ; elle peut passer inaperçue à l'âge de la ménopause.

Pour en revenir au traitement, l'essentiel est d'abord de favoriser la fonction menstruelle de l'utérus ; ensuite d'empêcher la congestion sanguine de chaque mois de venir provoquer ou réveiller des accidents inflammatoires graves, dont la conséquence serait une altération du parenchyme utérin.

Les indications sont les suivantes :

Une femme atteinte de flexion n'a pas ses règles ; et ici il peut se présenter plusieurs alternatives :

1° L'utérus n'a plus sa tonicité ordinaire ; anormalement disposé, il est de plus ramolli ; la contraction des fibres utérines se fait irrégulièrement ; certains points n'ont plus la puissance contractile nécessaire pour rompre les vaisseaux superficiels. L'indication est de rendre à l'utérus sa puissance contractile ; les moyens sont nombreux : passons-les rapidement en revue.

L'électricité a réussi à M. Fano, Alph. Guérin, Fremineau.

Grâce à un courant électrique, on a pu rendre aux muscles utérins leur tonicité ; on ne guérira pas toujours la flexion, on ne redressera pas toujours l'utérus, mais on rendra la difformité moins dangereuse. Le moyen peut être employé et donnera d'excellents résultats, nous en sommes convaincu. L'application de sangsues sur le col peu de temps avant les règles, moyen préconisé par notre maître, M. de Scanzoni, est souvent très utile ; mais il faut que les sangsues soient appliquées sur le col et non dans les culs-de-sac ; il faut en appliquer trois ou quatre au plus pour que l'hémorrhagie soit peu abondante.

Dans quelques cas, M. Guérin a ponctionné la lèvre saillante d'un utérus fléchi, et le léger écoulement de sang soulageait immédiatement la malade et diminuait le volume de la lèvre. Nous nous sommes, dans plusieurs occasions, servi d'un instrument construit par M. Mathieu, fig. 6 et 7, c'est le scarificateur du col de l'utérus, souvent employé par M. le docteur C. Mayer, et dont l'action est très prompte, peu douloureuse, laissant des cicatrices peu marquées, pouvant agir sur une seule lèvre du col utérin, ce qui est fort important dans les flexions. On peut graduer la quantité de sang à retirer de l'utérus. Je préfère ce scarificateur à la ponction avec un bistouri, dont la vue effraye plus ou moins la malade et dont les incisions sont douloureuses et doivent être multipliées pour être efficaces.

On retirera un bon effet des émissions sanguines locales toutes les fois que les culs-de-sac seront chauds et tendus et qu'il y aura crainte de périmétrite. Dans ces cas-là, le repos sera ordonné, et si la congestion utérine est trop forte, il sera bon d'appliquer simultanément quelques sangsues au pli de l'aine. Un rapport anatomique important a été signalé par M. Rouget et rend compte de l'effet presque merveilleux de la saignée locale en ce point ; d'après le professeur de Montpellier, des veines

nombreuses, logées au centre du ligament rond et émanées des
plexus utérins, établissent, par l'intermédiaire du plexus
pudendalis avec lequel elles s'abouchent au-devant du pubis,

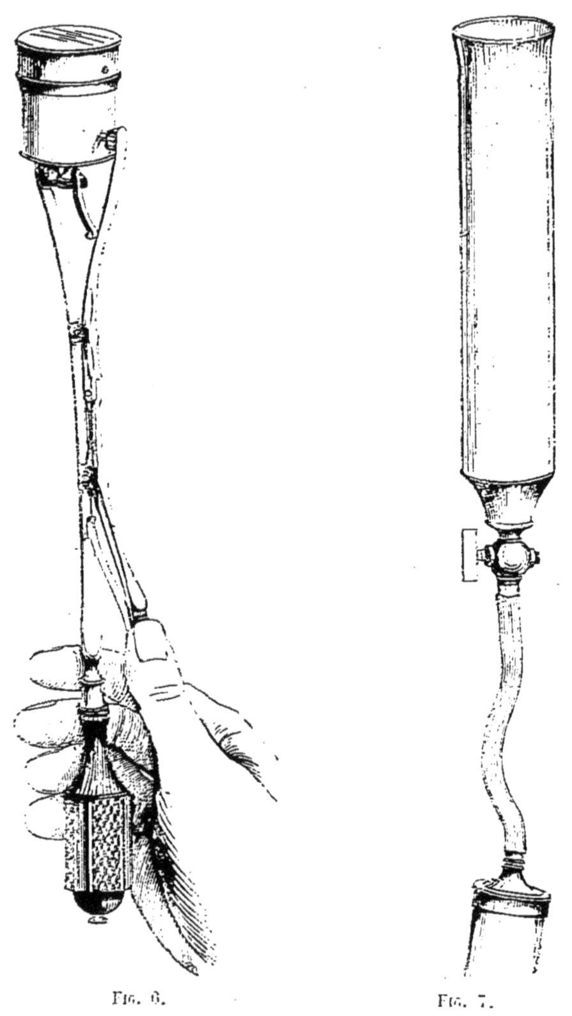

Fig. 6.   Fig. 7.

une communication entre les organes érectiles de la copulation
et ceux des organes génitaux internes.

On comprend l'importance de ce moyen lorsque les règles ne se produisant pas, il reste une congestion dangereuse de l'utérus et des organes pelviens.

Kiwisch avait préconisé, pour rendre à l'utérus toute sa tonicité, un mode de traitement tout spécial ; je veux parler de la douche ascendante appliquée sur le col.

La projection violente de l'eau tiède ou froide sur le col de la matrice produit deux effets bien nets : d'abord, par cette méthode on provoque des contractions utérines très vives ; c'est ainsi que des utérus volumineux et paresseux sont rapidement ramenés à un volume moindre ; sous l'influence de ce moyen, les règles longues et abondantes, les menstruations qui durent huit à dix jours, cessent rapidement et ne durent plus que deux à trois jours. De plus, par la température plus ou moins froide de l'eau injectée, on diminue la congestion locale. On peut employer pour les douches utérines l'appareil de Kiwisch que j'ai fait dessiner dans le traité d'accouchement de Scanzoni. Mais cet instrument très volumineux ne peut être manœuvré par la malade seule. L'irrigateur Eguisier n'a pas assez de force de projection et ne peut être gradué. M. Mathieu a construit un appareil très simple et fort ingénieux (fig. 8).

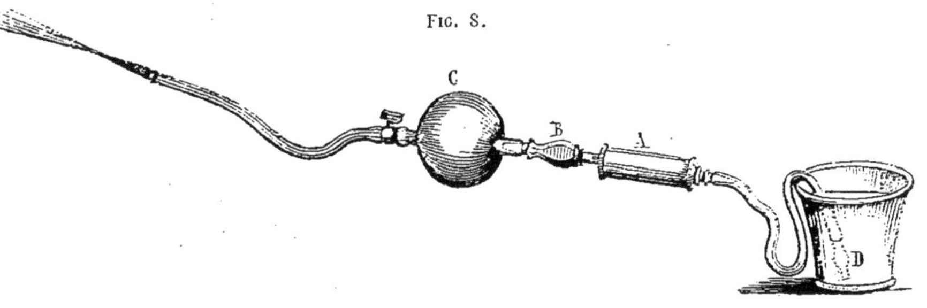

Fig. 8.

Une extrémité D de l'appareil plonge dans un vase plein du liquide à projeter ; la boule C, en caoutchouc est comprimée en même temps que le robinet qui la surmonte est fermé ; quelques pressions suffisent pour faire arriver le liquide dans cette boule ; on ouvre le robinet et on comprime la boule C ; le liquide peut être projeté jusqu'à une distance de 3 mètres. La malade peut graduer elle-même la force de projection ; il n'est pas besoin d'aide pour manœuvrer l'instrument. Cet appareil bien simple peut être employé aussi pour les irrigations vaginales.

Parmi les objections faites à cet instrument, nous signalerons la nécessité d'être hors du lit pour en faire usage, car dans le lit le liquide mouille les draps, et la malade est sujette à se refroidir : c'est pour obvier à ces inconvénients que M. Aran

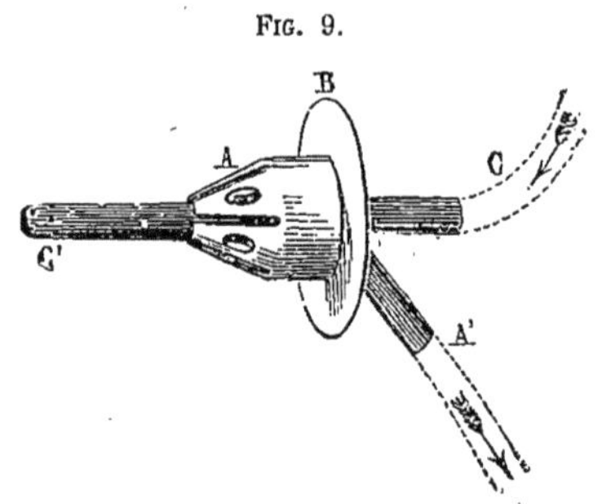

Fig. 9.

a imaginé son irrigateur vaginal (fig. 9), appareil assez analogue à la sonde à double courant : le tube horizontal C est destiné à conduire l'eau dans le vagin : on peut terminer ce tube par une extrémité C', qui permet de donner, soit une injection simple, soit une douche ascendante. L'eau s'engage en A et ressort en A', par le tube inférieur dont la direction est oblique. Les deux tubes C et A' traversent une plaque qui, appliquée sur la vulve, empêche le liquide de sortir du vagin et de se répandre dans le lit. Grâce à cet appareil, j'ai vu des malades prendre des injections pendant des heures entières sans que les draps fussent mouillés.

Quant aux injections astringentes, aux injections d'alun, de feuilles de noyer, de tannin, elles modifient plus ou moins l'état de la muqueuse vaginale. Pour les ulcérations du col, quelques cautérisations au nitrate d'argent, l'application de sous-nitrate de bismuth, d'amidon, dans quelques cas un tampon d'alun : pour les ulcérations rebelles, un suppositoire au tannin et à l'iodure de potassium, tels sont les meilleurs moyens de les combattre : nous sommes très opposé au cautère actuel, et aux caustiques puissants dont nous n'avons que trop souvent vu les tristes effets.

Un mot encore sur les bains de siége, que nous considérons comme très dangereux : outre le refroidissement causé par l'immersion d'une partie du corps dans une température différente de l'air ambiant, il y a aussi la position de la malade qui a pour effet de congestionner tous les organes du petit bassin. Nous regardons les bains de siége comme inutiles, et souvent dangereux : combien de fois des névralgies n'ont-elles pas été produites par ces bains locaux, dont l'action ne s'étend jamais jusqu'à l'utérus ?

Les bains complets sont préférables, et à Lourcine, nous avons vu des malades dont les douleurs étaient intolérables, ne plus souffrir après des bains prolongés pendant deux à trois heures. Elles s'y trouvaient si bien qu'elles ne voulaient plus en sortir. On se souviendra cependant que ces bains prolongés affaiblissent notablement les malades et il ne faut pas plus en abuser que des saignées générales dont les conséquences peuvent être si funestes.

Dans les cas de stérilité, d'atrésie du col utérin, d'aménorrhée causée par le rétrécissement du canal cervical, il importe de sonder l'utérus : on se servira de la sonde utérine, soit en métal rigide, soit en gomme élastique. Il faut combattre dans les flexions anciennes cette disposition qu'a le col à s'oblitérer.

Nous avons fait ressortir les dangers provoqués par le flux menstruel retenu par cette cause dans la cavité utérine, et M. Bernutz a suffisamment prouvé la fréquence des périmé-trites dues à cette rétention.

Un des moyens qui réussit, mais qui est fort douloureux, est l'éponge préparée : on l'introduit dans le col au moyen d'une tige recourbée (fig. 10, tirée de l'ouvrage de Scanzoni, sur

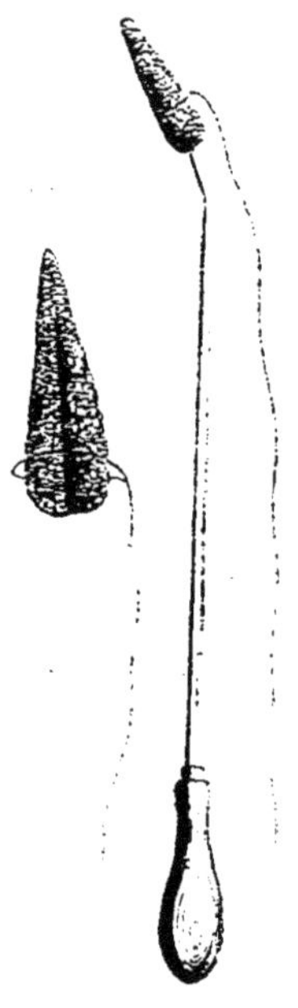

Fig. 10.

les *affections de l'utérus*, traduction de Dör et Sócing, Paris, J.-B. Baillière et fils, 1861).

L'éponge préparée est fort douloureuse : elle dilate d'une manière inégale et a fort peu d'action sur l'orifice interne, point sur lequel on doit surtout agir : aussi, après avoir dilaté le col avec l'éponge préparée, avons-nous coutume d'essayer de franchir le rétrécissement avec une bougie extrêmement fine : puis nous employons le dilatateur du canal cervical de l'utérus, imaginé par M. Jobert (de Lamballe) (fig. 11 et 12) : l'introduction de cet instrument dans le col de l'utérus est sou-

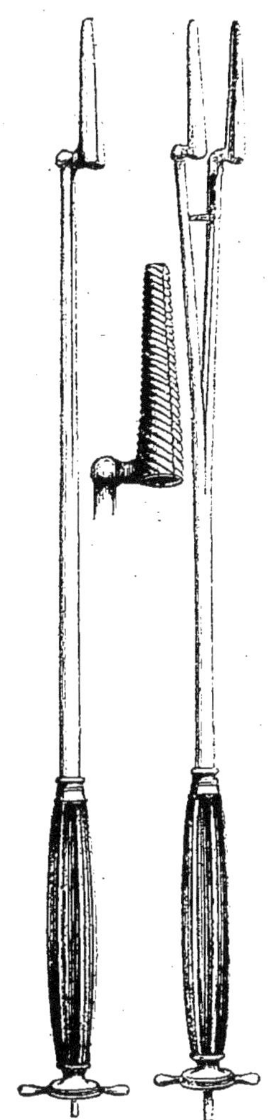

Fig. 11 et 12.

vent fort difficile ; nous conseillons néanmoins de l'introduire sans spéculum. Guidé par le doigt, poussé avec précaution, l'instrument pénètre peu à peu : la modification de M. Blatin, exécutée par M. Mathieu, la forme de vis, donnée à la partie dilatante de l'appareil, facilite beaucoup la progression de l'instrument dans le col de l'utérus.

Par des applications successives de cet instrument on arrive le plus souvent à dilater suffisamment l'orifice interne : dans le cas où l'oblitération serait complète, il faudrait débrider. Nous renvoyons aux ouvrages spéciaux et surtout à l'excellent livre de MM. Bernutz et Goupil, pour le traitement de la périmétrite. Disons seulement que l'emploi des vésicatoires répétés a donné d'excellents résultats à M. Alph. Guérin ; grâce à ce moyen thérapeutique, les inflammations périphériques de l'utérus se sont limitées très rapidement. L'immobilisation des parois abdominales d'une part, le défaut de mouvements du tube digestif, de l'autre, sont-ils pour quelque chose dans le succès d'un moyen dont la théorie de la révulsion expliquerait difficilement le mode d'action ?

Le traitement local se résume donc en peu de mots : 1° empêcher l'aggravation de la flexion ; 2° rendre à l'utérus sa tonicité primitive ; 3° faciliter l'excrétion menstruelle ; 4° combattre l'inflammation locale.

Le traitement local doit être nécessairement accompagné d'un traitement général : il faut refaire la constitution des malades. En première ligne viennent les troubles dus à la chlorose et à l'anémie, si bien combattus par les martiaux, l'exercice, la bonne alimentation, la gymnastique. Certaines personnes scrofuleuses se trouvent admirablement des eaux ferrugineuses arsenicales ou sulfureuses. Notre aimé maître, M. le docteur Jamain, a obtenu, à Lourcine, des résultats très complets avec l'eau du Capus (Lamalou), donnée en même temps que le vin de quinquina et l'huile de foie de morue. Il semblait que l'eau minérale favorisait l'action des médicaments,

et les effets ont été si prompts et si complets que tout le service
en a été frappé.

L'hydrothérapie est aussi fort efficace contre les troubles
généraux : les enroulements dans des linges humides, les douches sur les lombes ont pu calmer certaines complications nerveuses dues à la chlorose et à l'anémie. L'hydrothérapie modifie profondément et rapidement les constitutions anémiques :
l'appétit revient aux malades, leur vigueur augmente à mesure
que l'assimilation se fait mieux ; enfin les règles sont plus régulières.

Quant aux eaux minérales, on a vanté Vichy, Plombières,
le Mont-Dore, Cauterets, etc., en France. Notre expérience ne
nous permet pas de nous prononcer sur ces sources ; mais nous
avons vu MM. de Scanzoni et Gätschenberger retirer de si
grands avantages des eaux de Kissingen, dans le traitement des
flexions utérines, que nous croyons devoir terminer notre
travail par une notice sur ces eaux peu connues en France,
mais dont nous avons pu constater par nous-même l'heureuse
et bienfaisante efficacité.

Les eaux de Kissingen devenues si célèbres depuis quelques
années, doivent surtout leur renommée à l'influence qu'elles
exercent sur les affections des organes génitaux de la femme.
Elles améliorent lorsqu'elles ne guérissent pas, et d'après Scanzoni, mon maître, et le docteur Gätschenberger, médecin de
Kissingen, son élève et mon ami, les eaux de Kissingen sont
toutes puissantes contre les troubles menstruels, la métrite
chronique, les catarrhes avec hypertrophie et inertie de
l'utérus, et la leucorrhée qui les accompagne.

Les sources minérales sont au nombre de cinq, trois dans la
ville, deux autres aux Salines. Parmi les premières citons surtout le Rakoczy, célèbre depuis trois cents ans, et dont notre
illustre maître J. de Liebig a fait l'analyse.

Pour 1000 grammes d'eau de Rakoczy, le célèbre chimiste
de Munich a trouvé :

		Litres.
Gaz acide carbonique		2,282

		Grammes.
Chlorure de sodium		5,2713
— de potassium		0,5024
— de lithium		0,0207
— de magnésium		0,5777
Bromure de sodium		0,0029
Azotate de soude		0,0032
Sulfate de magnésie		0,8968
— de chaux		0,5765
Carbonate de magnésie		0,0340
— de chaux		1,3926
— de fer		0,0589
Phosphate de chaux		0,0862
Silice		0,0195
		9,4427

L'action résolvante et fortifiante de cette eau prise en boisson
est vraiment merveilleuse : les sécrétions sont notablement
augmentées ; outre le Rakoczy, le Pandour qui lui ressemble,
et le Maxbrunn qui contient surtout de l'acide carbonique et
du sel marin, on trouve à un quart d'heure de Kissingen, les
eaux salines et les bains d'eaux mères des Salins, fortifiants,
toniques, employés soit tièdes, soit froids, soit dans une bai-
gnoire, soit en bains en vagues.

L'influence anesthésique de l'acide carbonique sur le tissu de
l'utérus a été démontrée par notre savant maître le professeur
Scanzoni : avant lui Siebold, l'accoucheur renommé, Schön-
lein, le célèbre médecin du roi de Prusse, avaient reconnu
l'importance de ces eaux et de ce gaz. Aujourd'hui, on
donne des douches de gaz acide carbonique sur l'utérus :
grâce à des appareils ingénieux, le gaz recueilli à la source,

passe dans des tuyaux, et se donne soit en douche simple, soit dans le bain.

Enfin, dans les cas de constipations opiniâtres, une eau purgative devient nécessaire. Kissingen possède une eau amère, riche en sulfate de soude et de magnésie. Voici la composition du bitterwasser de Kissingen:

Sulfate de soude...............................	46,5
— de magnésie	39,5
Chlorure de sodium.............................	64,1
— de magnésium.	30,2

On comprend l'heureuse influence de ces richesses thérapeutiques sur les malades affectées de flexions : les pertes blanches, le catarrhe du col consécutif aux flexions, les troubles menstruels, la chlorose, l'anémie, les symptômes nerveux, etc., sont favorablement amendés. La malade qui arrive amaigrie, sujette aux troubles hystériques, affaiblie par les souffrances, reprend bientôt son coloris, ses chairs fermes, et si elle n'est pas guérie, elle sera au moins soulagée.

Nous l'avons dit, les flexions ne se guérissent pas toujours, mais l'expérience de Scanzoni démontre suffisamment qu'une flexion peut exister sans causer de troubles généraux, pourvu que la menstruation soit régulière, que les congestions utérines soient évitées, que le catarrhe soit combattu, que la métrite interne soit prévenue. Les observations de flexions publiées par Scanzoni (*Beiträge zur Geburtskunde*, 1853. Wurzburg, pages 50-62) prouvent que les symptômes inflammatoires doivent nécessairement être combattus en même temps que d'un autre côté on refait la constitution.

Outre Kissingen, on emploie, en Allemagne, la cure des raisins et du petit-lait. Le célèbre gynécologiste de Wurzburg nous a dit avoir retiré de nombreux avantages de ces deux moyens, qui du reste se trouvent aussi à Kissingen.

Ajoutons à ces agents thérapeutiques, les voyages et les distractions : il est important, chez la femme surtout, de relever le moral et d'entraîner l'esprit loin des souffrances locales, d'autant plus graves que la malade leur accorde une plus grande attention.

CONCLUSIONS [1].

ANATOMIE ET PHYSIOLOGIE.

§ 1. — Chez l'enfant, le col utérin représente les cinq sixièmes de la longueur totale de l'utérus. Le corps, n'ayant à remplir aucun rôle physiologique à cette époque, peut à peine être distingué du col ; les diamètres transverses de la partie inférieure de l'organe sont plus développés que les diamètres transverses de sa partie supérieure. Chez le nouveau-né, la flexion porte sur le col ou canal cervical ; elle n'est qu'une difformité.

§ 2. — Chez la fille pubère et vierge, le corps utérin se développe ; ses rapports avec le col sont comme 1 est à 3. Les flexions de la puberté sont des modifications transitoires, des arrêts ou des anomalies de développement.

§ 3. — L'utérus de la fille nubile et vierge est à peu près développé ; le corps représente la moitié de la longueur totale de l'organe ; il est séparé du col par un étranglement spécial, l'orifice interne. L'emboîtement réciproque des replis de la muqueuse oblitère l'orifice interne, des fibres musculaires le contractent et le ferment. La menstruation signale la maturation

---

(1) Les conclusions suivantes, résumé analytique de mon mémoire, ont été présentées comme thèse à la Faculté de médecine de Paris.

périodique de l'ovule; ce phénomène, spécial à l'espèce hu-maine, est la conséquence de l'érection utérine.

§ 4. — L'érection utérine, d'après les remarquables travaux de M. Rouget, résulte de la réplétion et de la distension d'un système de capillaires hélicoïdes. L'afflux sanguin est provoqué par l'excitation ovarique : « Propter solum ovarium, mulier est « id quod est. »

§ 5. — L'érection de l'utérus, véritable corps spongieux, est déterminée par la contraction d'un système musculaire, dont l'utérus, l'ovaire et la trompe, sont enveloppés. Ces muscles sont : *a*. le parenchyme musculaire pour l'utérus; *b*. deux lames musculaires partant de la colonne vertébrale et allant se conti-nuer avec la paroi abdominale antérieure, formant, en arrière, les replis utéro-sacrés; en avant, les replis vésico-utérins; sur les côtés, le ligament large, dont une partie, nommée ligament rond, se continue avec le petit oblique et le transverse. Au mo-ment de la menstruation, des contractions de ces muscles amè-nent la trompe sur l'ovaire, compriment cette glande, font sortir la vésicule de Graaf, en même temps que les fibres uté-rines, en se contractant, accumulent le sang dans les vaisseaux hélicoïdes de l'utérus, facilitent la rupture des lacis admirables sous-muqueux, et causent l'écoulement sanguin désigné sous le nom de *flux menstruel* (Rouget).

§ 6. — Les phénomènes menstruels s'accompagnent d'un redressement de l'utérus sur le col, d'une augmentation dans le volume, la capacité et le poids du corps de la matrice; le col participe fort peu à l'érection; ces conditions favorisent la formation des flexions à l'époque menstruelle.

§ 7. — L'utérus de la fille nubile et vierge est, en dehors du temps des règles, légèrement incliné en avant; une tige rigide et droite, enfoncée dans le col d'une fille nubile et vierge, irait s'implanter dans la paroi postérieure de l'utérus. L'axe du corps et celui du col se coupent à angle très obtus ; à l'époque menstruelle, l'utérus se redresse et toute antécourbure disparaît.

§ 8. — Un arrêt de développement de l'une ou l'autre des parois utérines peut provoquer une inclinaison soit en avant, soit en arrière (Rokitansky, Cusco). Des soins hygiéniques, la régularisation de la menstruation, des grossesses normales et bien surveillées, redressent ces inflexions passagères et rétablissent l'équilibre dans les parois utérines.

ÉTIOLOGIE.

§ 9. — Des fièvres graves, des lésions de nutrition, certaines diathèses, ramollissent l'utérus et relâchent les ligaments. Cet *état indifférent* de l'utérus le prédispose aux flexions. Les suites de couches, les métrorrhagies profuses, les blennorrhagies chroniques, s'accompagnant de métrite interne, produisent en outre une hypertrophie de la matrice.

§ 10. — Des cicatrices peuvent réunir le vagin à l'utérus et abaisser, déformer, infléchir ce dernier organe.

§ 11. — Des péritonites pelviennes peuvent amener la formation de brides qui, s'insérant à l'utérus, aux organes contenus dans le petit bassin, aux parois de cette cavité, fixent la position de l'utérus et provoquent des tractions sur cet organe. Ces tractions ont pour cause, soit le raccourcissement de ces brides ou des ligaments de l'utérus, soit la compression viscérale, soit des traumatismes, soit des efforts musculaires, soit, mais à un plus faible degré, la distension excessive de la vessie ou du rectum.

§ 12. — Les péritonites pelviennes primitives s'observent le plus souvent après des troubles de la menstruation ou après l'accouchement. A l'époque de la délivrance, l'utérus a été le siége d'un traumatisme ; il est hypertrophié et ramolli ; les ligaments sont relâchés et dilatés. Si l'allaitement et l'excitation consécutive des nerfs mammaires et utérins n'ont pas lieu, si l'utérus n'est pas provoqué à revenir sur lui-même, si le lit n'est pas gardé pendant un temps suffisant, si des exercices violents et des travaux pénibles sont repris avant le retrait complet de l'utérus, il est plus que probable qu'une pelvi-péritonite se manifestera et provoquera les exsudations, brides, adhérences dont nous avons parlé (§ 11).

§ 13. — Une pelvi-péritonite secondaire peut fixer dans sa position un utérus fléchi et jusque-là réductible. Des traumatismes exercés sur la tumeur formée par l'utérus, des troubles menstruels provoqués par la flexion ; dans quelques cas rares, l'extension aux trompes du catarrhe utérin ; les nouvelles formations utérines intra-pariétales ; les tumeurs, les inflammations primitives des organes contenus dans le petit bassin, peuvent provoquer ces péritonites secondaires moins fréquentes que les premières.

§ 14. — Les troubles de la circulation, de la respiration, de la digestion produisent mécaniquement des arrêts de circulation, des mouvements brusques, violents, imprévus, des compressions qui favorisent la congestion de l'utérus, son hypertrophie, ses flexions.

§ 15. — Toutes les causes qui provoquent l'affaiblissement musculaire (lésions de nutrition et d'innervation) prédisposent aux flexions.

§ 16. — 70 observations de flexions (51 antéflexions, 19 rétroversions) nous ont démontré :

a. Que c'est depuis l'âge de la nubilité, de seize à trente ans,
que se produisent la plupart des antéflexions : les rétroflexions,
survenant surtout à la suite des accouchements, peuvent s'ob-
server pendant toute la durée de la vie génitale.

b. L'instauration précoce prédispose aux antéflexions.

c. Le coït pratiqué prématurément, et surtout avant l'apparition des règles, prédispose aux flexions.

d. Les professions qui forcent les femmes à se tenir longtemps debout et à soulever des fardeaux, à frotter, à faire des
exercices violents, prédisposent à l'antéflexion les femmes qui
n'ont pas été mères ; aux rétroflexions celles qui ont eu des enfants ou dont l'utérus est hypertrophié.

e. Les femmes à tempérament lymphatique et scrofuleux, ou
à constitution faible, sont prédisposées aux flexions.

f. Parmi les autres causes prédisposantes, notons : les fausses
couches, les couches à terme, dans lesquelles le fœtus est mort-
né ; les accouchements terminés par l'art et surtout les présen-
tations transversales du fœtus, les grossesses gémellaires, les
gestations qui se succèdent coup sur coup, le défaut d'allaitement par la mère, la prompte reprise de travaux pénibles, du
coït après l'accouchement ; les troubles inflammatoires, et les
hémorrhagies survenant pendant les suites de couches.

DÉFINITION, CLASSIFICATION.

§ 17. — Les inflexions de l'utérus à l'état de vacuité sont les
déformations de cet organe, dans lesquelles l'axe propre de la
matrice s'incline, soit en avant, soit en arrière, soit à droite,

soit à gauche, de façon que le fond utérin se rapproche plus ou moins du col.

§ 18. — Il y a trois degrés importants à distinguer : la courbure, difformité le plus souvent transitoire ; la flexion, dans laquelle l'axe utérin forme un angle droit ou obtus ; l'infraction, dans laquelle le fond touche presque le col, formant un angle très aigu.

§ 19. — Ces diverses catégories peuvent être ou réductibles, et peu inquiétantes si les complications sont soigneusement surveillées et prévenues, ou irréductibles, et alors plus ou moins graves.

SYMPTÔMES.

§ 20. — L'exploration se fait au moyen du palper abdominal, du toucher vaginal et rectal, de l'inspection vaginale au spéculum, de la sonde utérine, de la percussion ; l'antéflexion peut de plus être constatée par le cathétérisme vésical.

Le toucher vaginal ou rectal, combiné avec la palpation hypogastrique, suffit dans la plupart des cas pour donner des signes précis ; le cathétérisme utérin peut seul donner des signes positifs.

§ 21. — Les symptômes locaux des flexions utérines sont dus à trois causes :

a. Symptômes dus au déplacement du corps de la matrice ;

b. Symptômes causés par la difficulté apportée à la production et à l'excrétion du flux menstruel par la position anormale du corps de l'utérus ;

c. Symptômes de l'inflammation utérine provoqués par la stase du sang veineux dans l'utérus ; ces symptômes sont caractérisés par des modifications histologiques des tissus composant la matrice, et par des altérations survenant dans les sécrétions normales de cet organe.

§ 22. — L'antéflexion est caractérisée par une tumeur faisant une saillie plus ou moins considérable à la partie supérieure et moyenne du vagin. Cette tumeur pyriforme, lisse, élastique, nettement limitée, plus ou moins douloureuse à la pression, mobile ou immobile, suivant les cas, est le corps de l'utérus. Le col utérin est en arrière et en haut, la lèvre antérieure est plus volumineuse que la postérieure : l'ulcération assez fréquente porte spécialement sur la lèvre antérieure ; on sent nettement un sillon, une dépression, une incurvation séparant le col du corps. La sonde utérine cause une douleur assez vive au moment où elle franchit l'orifice interne qui lui oppose une résistance due, soit à une contraction spasmodique, soit à un rétrécissement consécutif à une métrite chronique, soit à une torsion qu'on remarque dans les cas compliqués de périmétrite. On facilite l'introduction de la sonde en soulevant le corps utérin, et pour la faire pénétrer jusqu'au fond de l'utérus, il faut diriger en avant la concavité de l'instrument. Il est impossible, dans certains cas, de redresser l'utérus, qui reprend le plus souvent sa position dès que la sonde est éloignée. On constate le plus souvent une augmentation de volume de l'utérus et de ses parois. L'introduction de la sonde au moment des règles augmente la sécrétion menstruelle et favorise l'extension de l'inflammation aux annexes de l'utérus. La vessie est plus ou moins refoulée en avant, les tubercules de l'urèthre sont saillants et rouges, et il y a le plus souvent procidence de la muqueuse uréthrale. A l'époque menstruelle, le corps utérin augmente de volume, la miction devient fréquente, involontaire ; elle se produit par régurgitation, et l'urine s'écoule après des efforts, des émotions morales, vives et imprévues, des mouvements brusques et violents.

L'écoulement menstruel est augmenté chez les femmes robustes et sanguines, retardé chez les femmes faibles et lymphatiques. Quand l'antéflexion est ancienne, irréductible, le col est plus ou moins oblitéré; la muqueuse utérine hypertrophiée, les glandes de Naboth augmentées en nombre et en volume font saillie au pourtour de l'orifice interne et en diminuent la lumière. Alors la rétention du flux menstruel se manifeste par de la tension dans l'abdomen, de la pesanteur sur le fondement, des tiraillements dans les aines, des douleurs en ceinture, des souffrances dans les lombes et le long des nerfs iléo-hypogastrique, iléo-inguinal, génito-crural, obturateur, et par des fourmillements des extrémités inférieures. Ces douleurs sont d'abord intermittentes; dans certains cas, elles sont constantes, mais avec des exacerbations périodiques. On observe aussi des névralgies des nerfs lombaires, une hyperesthésie de la dernière paire dorsale et de la première paire lombaire se manifestant par des douleurs dans le creux de l'estomac. En même temps, les seins deviennent turgescents, la face est vultueuse, les oreilles tintent; les malades voient des étincelles, et ressentent des battements artériels dans la tête. Leur état général est tout particulier : elles sont inquiètes, anxieuses, pleurent à tout propos. Au bout d'un certain temps, elles ressentent des douleurs expulsives, des coliques qu'elles comparent aux douleurs de l'accouchement; elles sont prises d'appétits bizarres, de caprices subits. Si elles sont constipées, elles ressentent des coliques intestinales; les mouvements augmentent ces douleurs. La sécrétion utérine apparaît d'abord sous la forme d'un liquide visqueux, puis d'un albumen plus ou moins opaque, quelquefois purulent ; le corps et le col utérin sont alors douloureux. Le flux menstruel s'écoule soit goutte à goutte (dysménorrhée distillante), soit sous forme de caillots noirs et décomposés. Enfin il survient une détente générale dans tout l'organisme ; chez les femmes sanguines et fortes, il se produit une véritable métrorrhagie ; chez les femmes lymphatiques et scrofuleuses, le sang est pâle, peu abondant, et les règles durent peu de temps.

§ 23. — La rétroflexion est caractérisée par une tumeur occupant le cul-de-sac postérieur. Lisse, élastique, bien limitée, plus ou moins douloureuse à la pression, elle est séparée du col utérin par un sillon, une courbe, une dépression faciles à constater. Le col est porté en haut et en avant ; il se trouve en arrière de la symphyse pubienne : sa lèvre postérieure est souvent le siége d'ulcérations, qui, dans d'autres cas, peuvent occuper les deux lèvres. La sonde utérine, arrêtée à l'orifice interne, ne pénètre qu'autant que sa concavité sera portée en arrière et en bas. Dans les rétroflexions, l'orifice interne du col est plus rarement rétréci que dans les antéflexions. La malade accuse des pesanteurs sur le fondement, des tiraillements dans les aines ; elle se plaint aussi des douleurs névralgiques que nous avons décrites pour l'antéflexion. Elle souffre surtout de la constipation, d'efforts infructueux de défécation, de coliques utérines causées par la compression que le rectum distendu exerce sur le fond de l'utérus. Les fèces remplissent le bas du gros intestin et forment une tumeur qui occupe la partie postérieure du vagin. La compression du col vésical par le col utérin empêche parfois les malades de retenir leurs urines. Elles sont promptement fatiguées, éprouvent des lassitudes dans les membres ; la menstruation peut être troublée comme dans l'antéflexion, et les symptômes que nous avons décrits plus haut (§ 22) se produisent généralement. Le coït est plus souvent douloureux que dans l'antéflexion.

§ 24. — Les symptômes communs sont : la leucorrhée augmentée avant ou après chaque période menstruelle ; la métrite du col, fréquente dans les antéflexions, la stérilité et les troubles nerveux consécutifs à la chloro-anémie.

§ 25. — La leucorrhée est due à une hypersécrétion de la muqueuse utérine, hypersécrétion qui se transforme en catarrhe chronique, en métrite interne, et qui amène l'hypertrophie de la muqueuse et l'augmentation des parois et de la cavité de l'utérus.

§ 26. — La stérilité est due : 1° à l'oblitération du col ou à sa disposition vicieuse qui l'éloigne de l'axe du vagin ; 2° à la modification de la composition chimique des sécrétions de la muqueuse utérine, ainsi qu'à la desquamation épithéliale des trompes et du corps de la matrice ; 3° aux péritonites consécutives à la flexion qui déplacent l'ovaire, l'éloignent de la trompe et de l'utérus et le fixent dans une position anormale ; 4° à l'oblitération de la trompe : 5° aux tumeurs diverses, sanguines, fibreuses, purulentes, qui causent presque toujours des pelvipéritonites consécutives et partant, des adhérences anormales entre l'utérus, l'ovaire, la trompe, les intestins et les parois du petit bassin.

§ 27. — La chlorose et l'anémie sont fréquentes chez les femmes affectées depuis longtemps de flexions : les troubles hystériques sont rares dans le début de l'affection, fréquents lorsque l'affection est ancienne et compliquée. Ils sont surtout marqués à l'époque menstruelle.

COMPLICATIONS.

§ 28. — Les flexions se compliquent de périmétrites (c'est-
à-dire d'ovarite, d'inflammations de la trompe, de péritonites
pelviennes, d'hématocèles, de tumeurs des ligaments larges et
du cul-de-sac recto-utérin), de cystalgie, d'hémorrhoïdes, de
tumeurs intra-pariétales de l'utérus, etc., etc. Ces complications
sont consécutives à la rétention du flux menstruel, aux violences
musculaires, aux traumatismes venant du dehors, à l'extension
de l'inflammation de l'utérus, aux altérations histologiques
causées par la position vicieuse et anormale de la matrice.

FRÉQUENCE.

§ 29. — La fréquence de la flexion est plus grande de treize
à cinquante ans, pendant la nubilité et l'âge mûr, que pendant l'enfance et la vieillesse. Les antéflexions se produisent
le plus souvent de seize à trente ans. Les rétroflexions s'observent en général à la suite d'avortements et d'accouchements.

MARCHE.

§ 30. — La marche des flexions varie suivant les causes qui
les ont produites. Tant qu'elles sont récentes et réductibles,
elles causent peu de troubles : si elles résultent de pelvi-péritonites, elles ont de la tendance à s'aggraver. Elles se transfor-
ment en versions, et entraînent un abaissement plus ou moins
considérable de l'utérus. Une grossesse bien surveillée peut
effacer une antéflexion peu marquée.

ANATOMIE PATHOLOGIQUE.

§ 31. — Les altérations trouvées après la mort peuvent se
diviser en deux classes : 1° altérations de l'utérus, 2° altérations

de ses annexes. Dans les antéflexions, le tissu utérin a le plus
souvent une consistance normale : dans les rétroflexions, ses
parois sont ordinairement modifiées; dans les flexions anciennes et irréductibles, les tissus de la matrice sont toujours
altérés.

§ 32. — En général l'utérus est hypertrophié, allongé ; sa
muqueuse est épaissie, le tissu sous-muqueux est engorgé, son
parenchyme plus ou moins ramolli. Les glandes de la muqueuse deviennent plus longues et se dilatent; la muqueuse,
rouge, violacée, vultueuse, hypertrophiée dans toute son épaisseur, donne naissance à des plis, qui plus tard forment des polypes muqueux, lesquels contiennent tous les éléments consti-
tutifs de la muqueuse hypertrophiée.

Dans le col, les œufs de Naboth sont saillants, la muqueuse
qui les recouvre est hypérémiée ; le contenu de ces glandules
oblitérées est visqueux, purulent parfois. Le col est le siége
d'érosions, d'ulcérations plus ou moins profondes, qui deviennent souvent fongueuses et saignantes, de granulations plus ou
moins marquées. Le col est hypertrophié, plus volumineux,
engorgé, allongé. L'orifice interne est presque toujours le point
où l'utérus s'infléchit: les fibres musculaires normales sont
conservées, mais atrophiées ; en ce point, le tissu utérin est
comme tendineux, il crie sous le scalpel. On remarque à la
coupe de l'utérus un stratum blanchâtre formé par le tissu
conjonctif sous-muqueux : cette couche sous-muqueuse épaissie
se trouve aussi dans le col; mais elle est comme brisée à la
hauteur de l'orifice interne.

La vessie présente presque toujours les traces d'un catarrhe
chronique; le rectum dilaté en ampoule est souvent le siége
d'hémorrhoïdes.

§ 33. — A la suite d'inflammations du petit bassin, il se
forme des fausses membranes nombreuses et de l'aspect le
plus varié : les unes s'étendent de la face antérieure de l'utérus
à la face postérieure de la vessie. Ce sont des brides résistantes,
élastiques, qui se raccourcissent avec le temps. Elles s'étendent
de l'utérus à la paroi abdominale antérieure, de l'utérus au
rectum, formant une toile blanchâtre, au milieu de laquelle la
matrice est comme enlacée. Quelquefois les trompes, les
ovaires, les intestins, participent à la formation d'une tumeur
informe qui occupe le petit bassin et qui est enlacée par les replis inextricables des fausses membranes, et par des adhérences
anormales. J'ai vu l'S iliaque participer à une de ces tumeurs
et être solidement fixée avec l'utérus au fond du cul-de-sac
utéro-rectal. Les trompes sont plus ou moins enflammées, quelquefois oblitérées, ressemblant à de grosses sangsues ; elles sont
souvent gorgées de sang ou de pus concrété ; les ovaires, re-
jetés en arrière, adhérents aux fosses iliaques, repliés derrière
l'utérus, unis aux trompes, sont le plus souvent le siége d'abcès,
de kystes, etc.

PRONOSTIC.

§ 34. — Le pronostic des flexions varie suivant leur degré
et leur ancienneté. La courbure est une simple difformité lorsqu'elle dépend d'un arrêt de développement ; il est rare qu'une
gestation ne la fasse pas disparaître.

La flexion proprement dite est une affection qui le plus souvent passe inaperçue dans les premiers temps de sa formation ;
mais elle s'accompagne à la longue de modifications du tissu
utérin qui entraînent des obstacles à l'excrétion du flux mens-

truel, ou provoquent une inflammation qui s'étend aux organes contenus dans le petit bassin.

Un utérus infléchi est toujours menacé par la menstruation. Sous l'influence de la congestion menstruelle, tous les symptômes s'aggravent, la flexion se complique, et la déformation utérine devient dangereuse. L'infraction enfin est une affection souvent mortelle ; elle met en question, sinon la vie de la malade, du moins sa vie génitale : la malade qui est affectée d'une infraction irréductible devient le plus souvent stérile.

A peine importantes chez l'enfant, les flexions sont graves de seize à quarante-cinq ans. La ménopause passée, les flexions sont peu dangereuses ; on trouve bien dans l'utérus fléchi des vieilles femmes des corps fibreux ; on y constate des endométrites, parfois des polypes ; mais le principal inconvénient des flexions, après la ménopause, est de provoquer des troubles du côté de la vessie et du côté du rectum.

DIAGNOSTIC.

§ 35. —Les flexions utérines peuvent être confondues avec la grossesse commençante, avec des tumeurs de l'utérus, des culs-de-sac, de la vessie, du rectum, des ovaires, des trompes et des fosses iliaques, enfin avec des tumeurs stercorales. Ce qui caractérise la flexion, c'est la tumeur située sur la ligne médiane, saillie élastique, ovoïde, régulière, dont la compression transmet à la femme une sensation particulière, et qui est située derrière la symphyse, entre la vessie et le col, dans le cul-de-sac antérieur pour l'antéflexion ; entre le rectum et le col, dans le cul-de-sac recto-utérin pour la rétroflexion ; en même temps, la palpation et la percussion signalent l'ab-

sence du corps utérin en arrière du pubis. Dans l'antéflexion,
le col est en arrière et en bas ; dans la rétroflexion, il est en
avant et en haut ; en suivant le col, on sent un coude, un sillon,
une dépression au point où le col s'unit au corps. La sonde
utérine démontre la flexion en avant ou en arrière. Le toucher
rectal fait reconnaître la face antérieure de l'utérus dans la rétroflexion, le col et le coude formé au niveau de l'orifice interne dans l'antéflexion. Dans ce dernier cas, le cathétérisme
vésical fait reconnaître la face postérieure de l'utérus lisse,
élastique, régulière. En soulevant le corps, on fait basculer le
col et réciproquement.

Une grossesse commençante diffère d'une flexion par la présence d'une tumeur sur la ligne médiane, en arrière des pubis,
et par l'absence de tumeur dans les culs-de-sac antérieur et postérieur. Le moindre soupçon de conception préalable contre-
indique formellement l'emploi de la sonde utérine.

Lorsque les règles ont été supprimées pendant deux ou trois
mois, lorsque l'utérus gravide est légèrement antéfléchi, ou
incliné dans le cul-de-sac postérieur, le diagnostic est fort difficile. Les douleurs expulsives, signe de la rétention menstruelle,
peuvent être prises pour une congestion utérine précédant une
fausse couche. Il y a peu d'importance à accorder aux modifications des mamelles, à la pigmentation de la ligne blanche et
de l'aréole du sein, aux troubles généraux qui accompagnent
une grossesse de trois mois. Ces troubles se rencontrent aussi
dans la rétention menstruelle, à l'époque correspondant à la
menstruation. Mais on doit tenir compte de la tumeur régulière, lisse, située sur la ligne médiane, s'élevant graduellement
au-dessus des pubis. En même temps, on ne trouve, dans les
culs-de-sac antérieur et postérieur, rien qui ressemble à l'uté-

rus. En suivant le col à travers les culs-de-sac latéraux, on sent qu'il se continue avec une tumeur lisse, élastique, régulièrement ovoïde. On peut, en combinant le palper hypogastrique avec le toucher vaginal, sentir l'utérus augmenté de volume, lourd ; le col, résistant chez les primipares, est légèrement dilaté chez les multipares. Enfin dans les flexions la menstruation est rarement supprimée, tandis que la suppression des règles a toujours lieu dans la gestation.

Un kyste de l'ovaire est caractérisé par une tumeur latérale, perceptible à droite ou à gauche de la ligne médiane : l'utérus, quoique dévié d'un côté ou de l'autre, peut toujours être perçu par le toucher. Si les règles se produisent, la sonde utérine permettra de constater la direction et la forme de l'utérus. La percussion et la succussion feront reconnaître une tumeur contenant un liquide, mobile, en entraînant l'utérus soit à droite, soit à gauche. La tumeur ovarique a rarement la régularité de l'utérus ; enfin il y a une déformation plus ou moins marquée de l'abdomen. Les secousses imprimées à l'utérus se communiquent mal au kyste : dans les flexions utérines, en pressant sur le col, on sent la pression se transmettre instantanément au corps.

Les tumeurs sanguines, fibreuses, purulentes du petit bassin, se produisent dans d'autres conditions que les flexions. L'hématocèle exceptée, le début est lent. Dans l'hématocèle, il y a une tumeur large, plus ou moins rénitente, produite subitement : par le toucher rectal, on en saisit bien la forme qui diffère de celle de l'utérus. Il n'y a pas continuité avec le col : la masse sanguine enveloppe la face postérieure de l'utérus, dont on peut quelquefois sentir le corps par le palper hypogastrique. Il faut le dire, le cathétérisme utérin, fort dangereux toutefois, donne seul un signe positif d'inflexion utérine.

Quand tous les culs-de-sac sont envahis par l'inflammation pelvienne, l'utérus est fixé et immobilisé : on ne peut sentir qu'une voûte résistante, douloureuse à la pression, au milieu de laquelle le col fait saillie. C'est alors que le toucher rectal facilitera le diagnostic : le cathétérisme utérin donnera aussi des signes précis et certains. Les matières fécales accumulées dans le rectum peuvent en imposer pour une rétroflexion. Dans l'examen, il faut généralement faire vider le rectum et la vessie. Du reste, la tumeur formée par les fèces est irrégulière, bosselée, dépressible, et garde l'impression du doigt.

La vessie, anormalement distendue par l'urine, peut remplir le cul-de-sac antérieur. Il suffit de sonder la vessie pour reconnaître la nature d'une tumeur, dont le volume et la consistance peuvent être aisément constatés par la percussion et la palpation.

TRAITEMENT.

§ 36. —Le redressement mécanique de la matrice au moyen du redresseur utérin est inapplicable aux flexions irréductibles, et il est de peu d'utilité dans les flexions anciennes. Il doit aussi être rejeté pour la guérison des antéflexions. Dans quelques cas il peut être utile dans les rétroversions récentes et sans adhérences. Les raisons qui nous font, d'une manière générale, rejeter l'emploi du redresseur sont les suivantes :

a. L'introduction en est douloureuse ; la douleur est surtout violente au moment où l'on franchit l'orifice interne.

b. L'instrument, fixé au dehors, ne peut suivre les mouvements que la pression intestinale, la dilatation du rectum, de la vessie, etc., impriment à l'utérus, quand bien même la malade resterait couchée. Malgré son immobilité, les douleurs sont souvent intolérables et les malades elles-mêmes se refusent à cette médication.

c. L'introduction « d'un pieu dans un organe inflammé » (Malgaigne) augmente le catarrhe utérin, la métrite interne. Les règles sont plus fréquentes et plus abondantes ; ordinairement elles deviennent au moins irrégulières.

d. Le redressement obtenu n'est que momentané.

e. Lorsque l'utérus est ramolli, le redresseur peut déchirer, perforer le parenchyme utérin et causer une péritonite mortelle.

§ 37. — Dans certaines rétroflexions, lorsque l'utérus n'est pas enflammé et qu'il n'est pas fixé par des adhérences, on peut essayer de relever l'utérus avec le redresseur ; mais il vaut mieux encore se servir de la sonde utérine aidée de la main introduite dans le rectum. Des mèches mises à demeure dans le rectum, dans le but de soutenir l'utérus réduit, sont trop douloureuses et ne peuvent être supportées par les malades ; il faut les rejeter ainsi que les pessaires.

§ 38. — L'indication la plus pressante est de combattre l'inflammation locale soit par des sangsues, ou mieux par des scarifications appliquées sur le col, soit par des irrigations vaginales continues d'eau froide, soit par la douche ascendante appliquée sur le col.

§ 39. — Il faut prévenir et combattre les constipations opiniâtres. Les purgatifs pris par la bouche ont peu d'action sur le bouchon stercoral contenu dans l'ampoule rectale ou au-dessus de l'utérus rétrofléchi : il faut vider l'intestin au moyen de lavements laxatifs (miel de mercuriale, etc.) souvent répétés, et par des suppositoires introduits dans le rectum, etc., etc. Les diurétiques devront être employés pour combattre la ré-

tention vésicale et l'inflammation de la muqueuse de la vessie.
La menstruation doit être surveillée : on recommandera le
repos au lit ; on empêchera les efforts, les rapports sexuels, les
travaux pénibles, à l'époque des règles.

§ 40. — La femme affectée de flexion portera toujours une
ceinture hypogastrique ; elle se couchera le plus possible sur
l'abdomen, lorsqu'elle sera affligée de rétroflexion ; sur le dos,
le bassin étant bien relevé, lorsqu'elle aura une antéflexion.
Au début de certaines flexions, on peut remédier à la déformation utérine par le repos et la position.

§ 41. — Les ulcérations du col sont peu importantes : la
cautérisation au nitrate d'argent suffit pour les guérir ; les pou-
dres inertes (bismuth, poudre de riz), poussées au fond du
vagin, absorbent les sécrétions utérines et hâtent la guérison.
Il faut complétement renoncer aux caustiques puissants et surtout au fer rouge, au nitrate acide de mercure, etc.

§ 42. — La périmétrite consécutive aux flexions sera combattue par de larges vésicatoires appliqués coup sur coup sur
la région hypogastrique, par des lavements froids réitérés, par
l'opium donné à l'intérieur, par des frictions mercurielles
faites sur l'abdomen. Dans le cas de douleurs atroces, insup-
portables, on retirera un bon effet des bains entiers, prolongés
pendant deux à trois heures, de sangsues appliquées sur le col,
à l'aine et sur la vulve. Nous repoussons les saignées générales,
qui ont pour effet d'augmenter la chloro-anémie de la malade.

§ 43. — On a préconisé, pour rendre au système musculaire sa tonicité normale, des moyens locaux assez efficaces.
Les douches d'acide carbonique sur le col de l'utérus (Kissingen) ont très bien réussi à notre maître M. Scanzoni ; l'application de l'électricité sur l'utérus a donné d'excellents résultats

(Fano, Alph. Guérin, Frémineau), et il serait à désirer que ce procédé fût employé sur une plus vaste échelle. Nous nous sommes efforcé, dans ce travail, d'insister sur le rôle important que les éléments contractiles des replis péritonéaux, dont jusqu'à ces derniers temps on ignorait l'existence, jouent dans les flexions. C'est une voie nouvelle ouverte à l'observation, et les tentatives faites sur quelques malades, à l'hôpital de Lourcine, par M. Alph. Guérin, ont produit d'excellents résultats.

Parmi les moyens locaux, il faut citer le tampon d'alun, qui fait merveille dans les inflammations vaginales. M. Frémineau vient récemment de proposer (Thèses de Paris, 1862, n° 41) d'unir à l'électrisation utérine des applications topiques, soit astringentes, soit caustiques. Mais il a eu plus spécialement en vue la guérison des déviations utérines : les inflexions utérines sont, d'après lui, facilement réductibles au moyen de l'électricité seule.

§ 44. — Quand l'orifice interne est rétréci, plus ou moins obstrué, quand il oppose un obstacle au libre écoulement du sang menstruel, il faut tenter le cathétérisme utérin, d'abord avec une sonde de gomme élastique, puis avec la sonde utérine; enfin, au moyen d'éponges préparées et du dilatateur utérin, on dilate l'orifice interne de manière à permettre le libre écoulement des menstrues. L'incision multiple du rétrécissement est indiquée lorsque l'oblitération est complète.

§ 45. — Le traitement général est de la plus haute importance. De lui dépendent et l'état général de la femme, et les accidents de la chlorose et de l'anémie qui peuvent acquérir une si grande intensité.

Parmi les martiaux pris à l'intérieur, on donnera la préférence aux pilules de Vallet et au lactate de fer.

Certaines femmes scrofuleuses se trouvent fort bien de l'huile de foie de morue et du vin de quinquina, combinés avec une alimentation riche en substances azotées. L'eau de Lamalou employée en boisson par M. Jamain, à Lourcine, a, dans notre service, produit d'excellents résultats.

L'hydrothérapie exerce une action très heureuse sur la constitution. Les enveloppements humides surtout auront dans les grandes villes fort bon effet. Les bains de mer, utiles en général, sont mal supportés par les femmes nerveuses.

Les bains salés, et surtout ceux de Kissingen, qui contiennent une fort grande quantité d'acide carbonique, le Rakoczy, pris en même temps à l'intérieur, ont, d'après M. de Scanzoni, une influence marquée sur la chloro-anémie consécutive aux flexions, tandis que les douches d'acide carbonique sur le col, les bains de vagues avec les eaux mères des salines, la cure du petit-lait, triomphent des troubles de la menstruation (aménorrhée, dysménorrhée, métrorrhagie), de la métrite interne, et de la leucorrhée qui l'accompagne.

La gymnastique, l'exercice, les voyages, les distractions, seront utilement conseillés aux malades affligées de flexions anciennes.

PROPHYLAXIE.

§ 46. — Le médecin peut, en général, prévenir le développement d'un grand nombre de flexions, en surveillant tout spécialement l'instauration, en veillant à ce que les jeunes femmes ne soient pas constipées au moment des menstrues. Il doit insister sur la nécessité d'un examen dès que les règles sont irrégulières, douloureuses, lorsqu'elles se prolongent trop longtemps.

§ 47. — Il doit réformer la mauvaise hygiène, proscrire les excès, les grandes fatigues, chez les jeunes femmes dont l'utérus est mal développé et légèrement antécourbé. L'exercice, la gymnastique, hâteront le développement sexuel et l'équilibre de l'utérus.

§ 48. — A la suite des avortements, des accouchements à terme, le médecin doit recommander la plus grande prudence aux mères. Il doit insister pour qu'elles nourrissent, si leur enfant vit. Lorsque le fœtus est mort, la femme doit être attentivement surveillée jusqu'à l'époque de la réapparition des règles. Tant que l'utérus n'est pas revenu sur lui-même, n'est pas redescendu derrière les pubis, la femme doit être considérée comme malade ; il faut lui défendre d'abandonner le lit, de se serrer la taille, de reprendre des travaux pénibles, de se rapprocher de son mari. L'époque du retour de couches doit surtout être l'objet de la préoccupation du praticien : les métrorrhagies qui surviennent à cette époque ramollissent l'utérus augmentent son volume, et le prédisposent aux flexions. C'est aussi à cette époque que les péritonites pelviennes peuvent déformer la matrice.

§ 49. — L'allaitement de l'enfant par la mère préserve cette dernière du retour trop rapide de la menstruation : l'excitation mammaire facilite la métamorphose régressive du parenchyme utérin, hypertrophié pendant la gestation. En donnant le sein à son enfant, la mère empêche une congestion trop prompte de son utérus dilaté, riche en vaisseaux larges et variqueux, peu résistants, et pouvant par leur rupture favoriser une grave métrorrhagie. A cette époque, la matrice est dans les meilleures conditions pour être fléchie, soit par l'effet de la stase sanguine, soit à la suite de péritonite pelvienne. Si les règles reparaissent avant le retrait complet de l'organe, l'ovaire peut devenir le siége d'inflammations qui s'étendent au petit bassin : qui, le plus souvent, fixent l'utérus ramolli et hypertro-phié dans le cul-de-sac recto-utérin. En refusant d'allaiter, la mère s'expose donc aux flexions les plus graves et à la stérilité qui le plus ordinairement les accompagne.

Sans doute, la femme n'a pas besoin de considérations étrangères à la tendresse maternelle pour se déterminer à nourrir son enfant : elle est toujours instinctivement portée à le faire. Mais si l'on avait besoin d'opposer des raisons à ceux ou celles dont les conseils officieux la détournent de remplir ce devoir sous prétexte de conserver sa santé et sa beauté, on pourrait leur rappeler que la nature a attaché une influence bienfaisante à l'accomplissement de cet acte si simple ; on pourrait prouver à la mauvaise mère que les désordres produits par l'abstention pervertissent les sources de la génération et détruisent à la fois la santé et la beauté.

TABLE DES MATIÈRES.

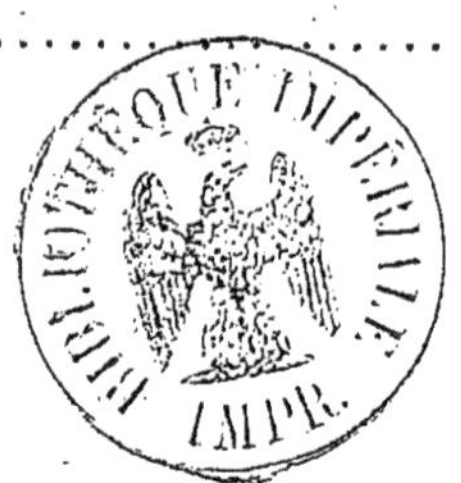

FIN DE LA TABLE.